不調が消える たったひとつの 水飲み習慣

森下克也
もりしたクリニック院長

JN255788

宝島社

本書は2017年5月刊のTJ MOOK
『体の不調を治す! 水飲み健康法』(弊社刊)
に新規取材を加えて再編集したものです。

はじめに

体の中の水のことを考えたことがありますか？　人の体はなんと約6割が水です。消化器や血液はもちろん、細胞の中、脳の中、そして組織と組織の間など、至るところに水が存在するのです。具体的に目に見えないために、意識されないのが水ですが、血液やリンパ液、消化液、脳内水など、すべての水を合わせて「体内水」と考えると、この水の大切さがよくわかってきます。

体の調子が悪いとき、私たちは医療機関で検査を受け、治療を行なうのが一般的です。これですぐに症状が改善し、健康をとり戻せれば問題ありません。

けれど、検査をしても原因が見つからない、病名がわかって治療を続けてもなかなか良くならないということも少なくありません。これでは生活の質が改善されず、人生を楽しむことができないでしょう。

原因がわからない場合、自律神経失調症と診断されることも少なくありません。ですが、不調を気のせいのように言われても、患者さんの苦しみは改善しないのです。私は心療内科の医師をしているのですが、こうした、つらいのに治療の道が見つからず、苦しんでいる患者さんがたくさん訪ねてきます。

不調難民とも言える多くの患者さんを診てきてわかったのが、ほとんどの不調は全身のアンバランスによって起きているということでした。なかでも、体内の水の不足や循環の悪さで、頭痛やめまい、不眠などの自律神経症状が起きているケースは非常に多いと感じました。体の半分以上を占める水が不足していたり、滞っていたりすれば、体調がいいわけがありません。

実際、患者さんから症状や生活の話を聞くと、水が足りていない、水が排出できていないと感じることが本当に多いのです。このことから、「水を飲む」ことをアドバイスし、経過をみてもらうようにしたところ、原因不明の不調以外にも、糖尿病や高血圧、腰痛や関節痛といった持病までも改善した人が続出しました。一生服薬を続けなければならないと思っていた人、痛みと付き合っていかなければとあきらめていた人が、水を飲む……たったそれだけのことで、思いがけず健康をとり戻した例も枚挙にいとまがありません。

これをきっかけに、「水を飲む健康管理」をより多くの人に伝えようと考えてきました。ちまたには大量の水を飲むといい、水さえ飲めばいいといった誤った考え方も喧伝されています。しかし、大切なのは、良い水を必要な量、適切に飲むことです。

健康な体作りに必要な「水の飲み方の真実」を知っていただきたい。さらに、体のバランスをとることの重要性、特に水のめぐりについては東洋医学の理論と一致するところが多く、私も診療にとり入れているので、東洋医学の概念や具体的な活用法にも触れました。生活習慣や運動で体内水のめぐりを整える方法も紹介しています。

あなたのその不調は原因不明ではありません。今すぐ、正しい「水飲み習慣」を理解し、実践してください。

不調が消えるたったひとつの水飲み習慣

目次

2章 体の不調を治す 本当に正しい 水の飲み方をマスター

3章 体にいい水が飲みたい 水飲み習慣に最適な水のことを教えて！

110

4章

外から体内水を流すことでつらい症状を改善するマッサージ＆エクササイズ

5章
全身のバランスを整えて水をめぐらせる東洋医学漢方薬とツボを知る

装丁／池上幸一
本文デザイン／川瀬誠
イラスト／ヤマグチカヨ
編集協力／韮澤恵理、吉田真緒

序章

体は水でできています！
健康と水の関わりを知って
水との暮らしをスタート

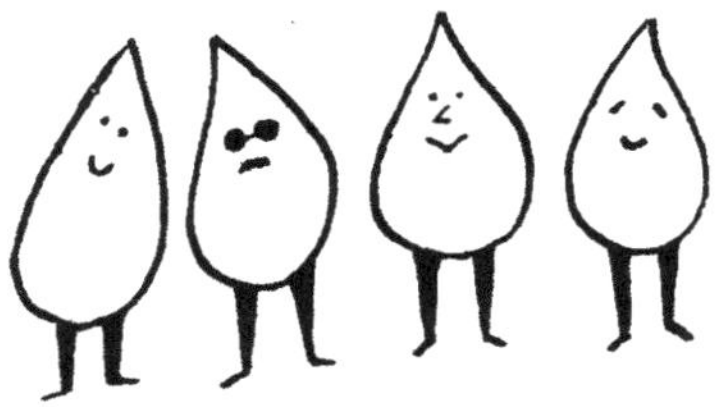

私たちの体のなんと約6割は水分です。
だからこそ健康を考える上で水はとても重要です。
でもこの事実、意外と知られていません。
水のこと、もっと意識してみませんか？
健康な体には、きれいな水がめぐっています。
本書では、水を飲むことで健康になるための
「本当に正しい水の飲み方」を提案します。

水を飲むことが健康の基本です

ご存じのとおり、水を飲むことは、
生きていくために最も大切な行為です。
誰もが当たり前に口にしていますが、
実は間違った飲み方をしていたり、
誤解されたりしていることも多いのです。
水を上手に健康に活用していくために
体の中で水がどのような働きをし、
どのようにめぐっているのか、知っておきましょう。

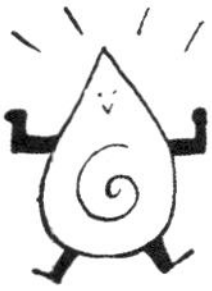

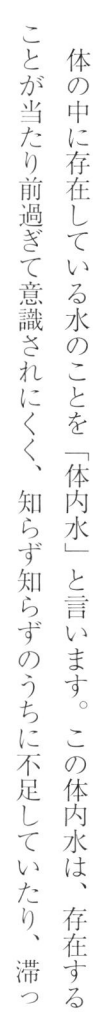

あなたの体内水は足りていますか？

体の中に存在している水のことを「体内水」と言います。この体内水は、存在することが当たり前過ぎて意識されにくく、知らず知らずのうちに不足していたり、滞ったりしている人も少なくありません。

体内水の重要性は、現代の医療でもあまり注目されていません。例えば病院で健康診断をするとき、血圧やコレステロール値、血糖値などは調べますが、体内水の量や状態を調べることはほぼありません。しかし、血圧やコレステロール値がどんなに正常でも、体内水に問題があれば、実は健康を維持することはできません。体内水による不調は、疲労感や頭痛、便秘、関節痛などさまざま。こうした症状はとかく「原因不明」とされてしまうことが多いのです。

美容や健康に関心がある人でも、体内水のケアは見落としがちです。なぜなら、体内水は私たちが「水」と聞いてイメージする透明な液体として目で見ることができないから。例えば指に切り傷ができたとき、出てくるのは血液です。一見水ではありませんが、その血液から赤血球などの固形物を省くと半分強が体内水なのです。

体のなんと約6割を満たしているのが体内水です

　私たちの体の約６割を占めている体内水は、どのように存在しているのでしょうか。例えば、筋肉の75〜80％は水分です。皮膚も約70％は水分。硬くて水分などなさそうな骨でさえ約３分の１は水分です。そのほか、血液、リンパ液、細胞の中、細胞と細胞の間、脳や脊髄の中など、その存在場所は多岐に渡ります。そして、それぞれが特定の場所にとどまっているわけではありません。絶えず行き来をし、循環しています。

　体内水が体のすみずみまで満ちていることで、臓器や血液など、体を構成しているあらゆる組織が正常に働きます。逆に言えば、体内水が足りなかったり滞っていたりすると、たちまち私たちの体は不調をきたしてしまいます。ストレスが多く、運動不足になりがちな現代人は、体内水のバランスをくずしやすい生活をしています。もしあなたが今、何かしらの不調を抱えているならば、体の中の水を意識してみてください。

　体内水の状態が整うと、不調は改善されていきます。便秘が良くなることもあれば、肌に潤いが戻ってくることもあります。体内水は体のあらゆるところに影響を及ぼすため、効果のあらわれ方も人それぞれですが、より健康に美しくなれることは確実です。

体内水は寄せ鍋のつゆのようなもの

体内水がどれだけ大切なのか、寄せ鍋に例えるとわかりやすいです。臓器は鍋の具材、体内水はつゆにあたります。具は野菜やきのこ、肉、海鮮などいくつもの種類があって、はじめて鍋として成立します。体も同様に、消化器や循環器などさまざまな働きをする臓器があってこそ生命活動が成り立ちます。

鍋がおいしいのは、だしのきいたつゆがすべての具にしみ込んでいるから。人の体も臓器が体内水でしっかり満たされていると、元気に機能します。鍋のつゆが減ってきたら注ぎ足す必要があるように、体も体内水が減ってきたら水を補給しなければなりません。水が不足すると臓器が正常に働かなくなってしまうのです。しっかりとケアすることで、体全体がイキイキとしてきます。

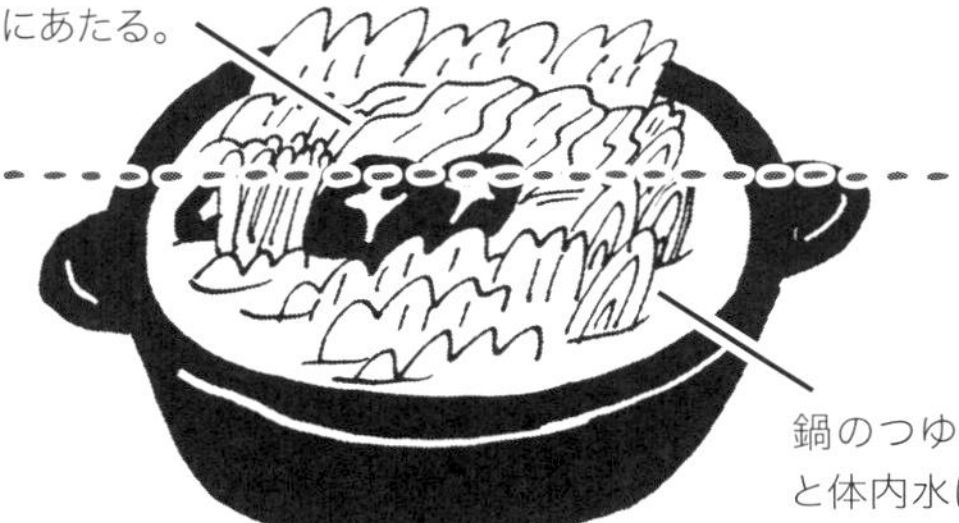
鍋の具は体で言うと臓器や筋肉にあたる。およそ4割。
鍋のつゆは体で言うと体内水にあたる。約6割を占める。

自律神経のアンバランスと慢性脱水症は表裏一体

体内で水がスムーズに流れ、水分の代謝がきちんと行なわれていれば、臓器の新陳代謝も正常になり、不要な老廃物は排泄され、体を健康に保つことができます。しかし、水の流れは一度よどんでしまうと、組織の働きが鈍くなり悪循環に。

では、なぜ水分の代謝異常が起こるのでしょう？　原因はさまざまで、心臓や血管など循環器の機能低下、腎臓など泌尿器のトラブル、胃腸での水分吸収力の低下などが考えられます。そして、見落とされがちな原因のひとつに、自律神経の乱れがあります。自律神経とは、交感神経と副交感神経によって成り立ち、簡単に言えば、体が緊張状態か、弛緩状態かを決める神経の働きのことです。左ページにあるように、交感神経と副交感神経の働きによって、各組織の機能は反対の状態になります。自律神経の乱れが免疫力にまで影響があるとされるのはこのためです。

それだけが原因とは言えないのですが、自律神経が乱れると体内の水が不足し、慢性的な脱水症状に陥っていることがあります。ストレスが多く自律神経が乱れがちな生活をしている人は、体内水が足りていないかもしれません。

自律神経と身体の関係

副交感神経優位		交感神経優位
遅い！ 血行が遅くなり、血液の流れは緩やかになる。	血液循環	**速い！** 血行が促進され、血液の流れが良くなる。
低め！ 体温は下がり、休息や睡眠に適した状態に。発汗量は減る。	体温	**高め！** 体温は高くなり、活動的な状態になる。発汗量が増える。
深い！ ゆっくりとした深い呼吸になり、全身に酸素が行き渡る。	呼吸	**浅い！** 浅く速い呼吸になり、緊張感があらわれる。
低め！ 血管が拡張し、血流も緩やかになるので、血圧は下がる。	血圧	**高め！** 血管が収縮し、血流が速くなるので、血圧は上がる。
促進！ 消化機能は促進され、摂取したものをどんどん消化。	消化機能	**抑制！** 消化機能は抑制され、消化器官を休める状態になる。
弛緩！ 筋肉は弛緩し、リラックスするが、運動能力が落ちた状態。	筋肉	**緊張！** 筋肉は緊張し、瞬時に動けるが、長く続くと疲労に。
減少！ 外敵である異物を攻撃できず、病気に負けやすい。	**免疫力** 白血球・顆粒球 大きな異物を攻撃し、飲み込んで処理する働きをもつ。飲み込んだ異物とともに死滅し、うみなどになって排出される。	**増加！** 異物をいち早くキャッチして戦うが、発熱や炎症などが起こる。
増加！ 小さな異物に抵抗できる。リンパ球が増えて抗体が作られ、外敵に対する抵抗力があがる。	**リンパ球** 異物を分解したり、記憶し、抗体を作って次に備える細胞。T細胞、B細胞、NK細胞などがあり、小さな異物と戦う。	**減少！** 小さな異物に抵抗できず、リンパ球が減少し、抗体が作られにくく、抵抗力が低くなる。

水不足＆滞り
水のめぐりチェックシート

体内水のバランスがくずれる要因は、主に「水不足」か「滞り」。
それぞれのチェックリストで、あてはまる項目が多いほど要注意です。

水不足

- □ ちょっとしたことで疲れる
- □ 口の中が粘ついている
- □ すぐに目が乾く
- □ 口臭がひどくなった
- □ 味を感じにくくなった
- □ まぶたや手足の筋肉がピクピクすることが多い
- □ 微熱が続いている
- □ 頭痛が続いている
- □ 以前よりも尿の回数が減った
- □ 甘いものをよく食べるようになった
- □ 口の中が苦いと感じる
- □ 肌が荒れている
- □ 肌に色つやがなく、くすんでいる
- □ しみができやすい
- □ 風邪をひきやすい
- □ なんとなくいつも体が重い

3個以下しかあてはまらない

水不足の可能性は低いです。とはいえ、油断は禁物。引き続き適切な水分補給を続け、健康な体を維持しましょう。

4〜9個あてはまる

気づかないうちに、慢性的な水不足になっているかもしれません。本書で紹介する水分補給の方法を参考に、こまめに水を飲むよう心がけましょう。

10個以上あてはまる

深刻な水不足に陥っている可能性が高いです。すぐ生活習慣を見直し、体を潤わせましょう。本書で紹介する水分補給の方法を実践してください。

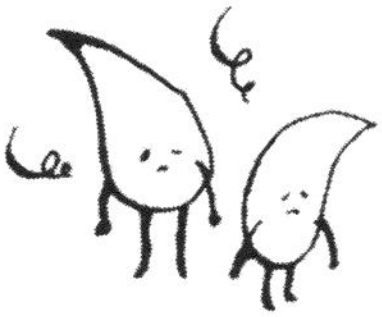

滞り

- □ 体がだるい
- □ 手足がこわばる
- □ 手足にしびれがある
- □ 体のどこかに痛みがある
- □ 頭が重かったり痛かったりする
- □ めまい、立ちくらみがする
- □ 動悸が起こりやすい
- □ 乗り物酔いをしやすい
- □ 吐き気やげっぷ、お腹の張りがある
- □ 便がやわらかく下痢ぎみだ
- □ 以前より尿の出が悪い
- □ 雨やくもりの日は体調がすぐれない
- □ 梅雨どきになると体調が悪くなる
- □ 冷え性に悩まされている
- □ 胃がもたれやすい
- □ 咳、痰、鼻水、鼻づまりが続いている

3個以下しかあてはまらない

今のところ体内水に大きな滞りはないようです。この調子で、よりスムーズに体内水がめぐるよう、上手な水分補給を続けましょう。

4〜9個あてはまる

体内水は滞りぎみ。現在何かしら不調を抱えているのであれば、体内水が原因かもしれません。本書を参考に、全身に水をめぐらせましょう。

10個以上あてはまる

体内水がかなり滞っています。放っておくとどんどん健康から遠ざかってしまいます。本書で水との付き合い方を知り、不調を改善していきましょう。

1日に体を出入りする水はなんと約2・5ℓも

私たちの体を満たしている体内水は、日々入れかわっています。1日に体を出入りする水の量は、2・1〜2・6ℓ。市販されている2ℓのペットボトルのおよそ1本から1本半もの量です。

体内水は、血液とともに全身に行き渡るとき、同時に酸素や栄養素を運び、さらに老廃物を回収します。とり込む水が不足すると、代謝がスムーズに行なわれず、さまざまな不調につながります。また、全身の体内水の量の調節を行なっているのは腎臓ですが、腎臓に不調がある場合、体内水のバランスもくずれがちです。

水が体に入る経路は、基本的には口から。私たちは、飲料水から1日約1・5ℓの水をとり入れています。人は水を飲まないと4〜5日で死んでしまうと言います。それほど、水を飲むことは重要なのです。

実は、飲み物だけでなく、食べ物からも水は摂取できています。食材そのものに水分が含まれているからです。さらに、代謝によって体内で作られる水もあります。これらをトータルして、1日に必要な体内水、約2・5ℓがまかなわれているのです。

1日に体を出入りする水

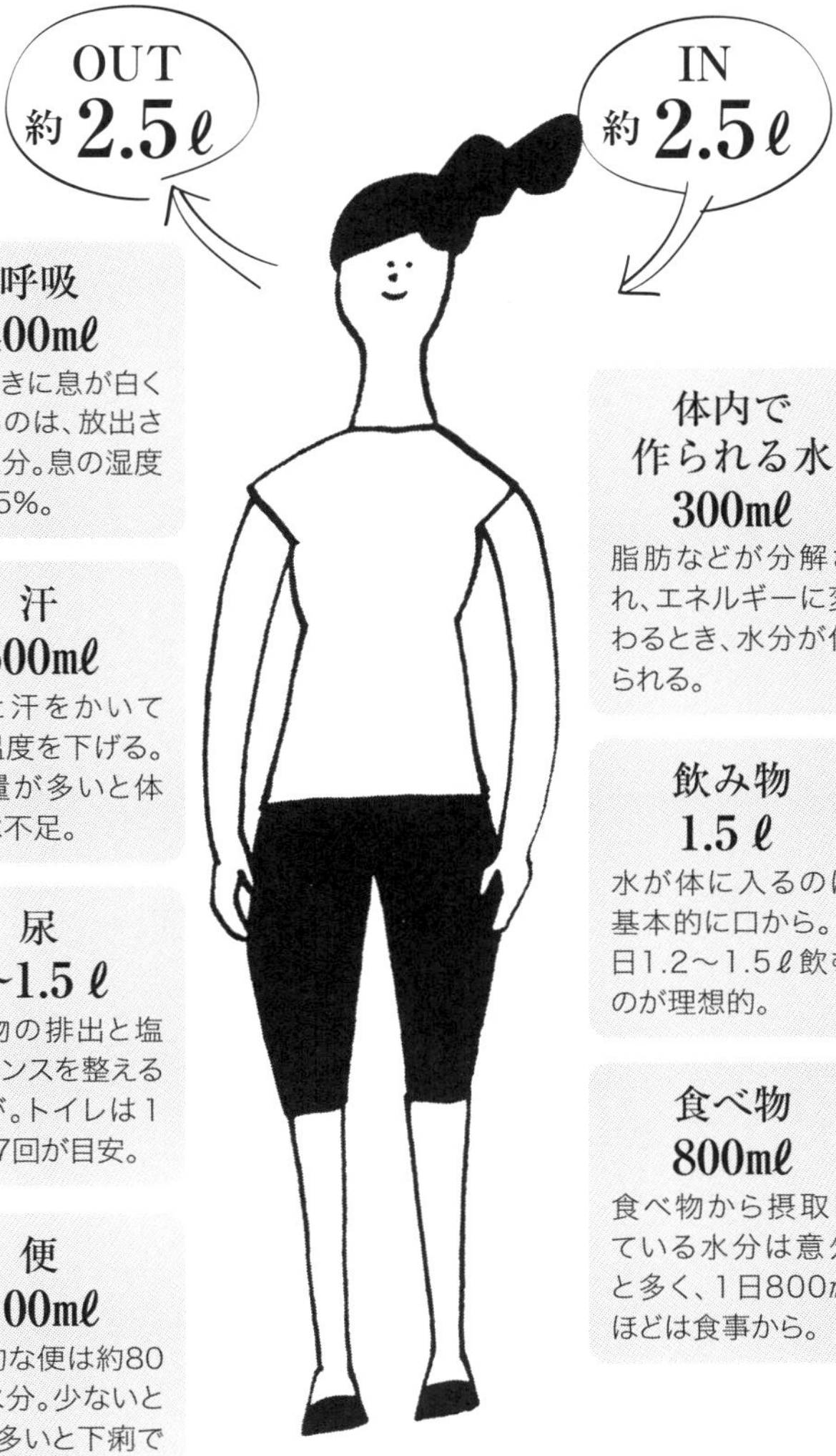

呼吸
400mℓ
寒いときに息が白く見えるのは、放出される水分。息の湿度は約95%。

汗
600mℓ
暑いと汗をかいて体の温度を下げる。発汗量が多いと体内水は不足。

尿
1~1.5ℓ
老廃物の排出と塩分バランスを整える働きが。トイレは1日6〜7回が目安。

便
100mℓ
健康的な便は約80%が水分。少ないと便秘、多いと下痢で脱水の原因に。

体内で作られる水
300mℓ
脂肪などが分解され、エネルギーに変わるとき、水分が作られる。

飲み物
1.5ℓ
水が体に入るのは基本的に口から。1日1.2〜1.5ℓ飲むのが理想的。

食べ物
800mℓ
食べ物から摂取している水分は意外と多く、1日800mℓほどは食事から。

水は体のどこにあるのか知っていますか？

主に口からとり込まれる水は、胃腸で吸収された後、血液となって全身をめぐりながら、さまざまな場所へ分配されます。

体内水の3分の2は、全身の「細胞の中」に存在しています。通常、細胞の中の体内水は一定の量に保たれていなければなりません。残りの3分の1は「血液の中」「リンパ管の中」「脳脊髄腔《せきずいくう》の中」「組織間隙《かんげき》」に、それぞれ存在しています。

血液は体重の13分の1程度で、その半分近くは、赤血球や白血球、血小板などの固形物。それ以外が、血漿《けっしょう》と呼ばれる体内水です。リンパ管は、静脈に沿って全身を網の目のように走っていて、この中を流れる無色透明のリンパ液も体内水です。脳脊髄腔は脳と脊髄を覆う膜の中のことで、脳脊髄液は、脳や脊髄に栄養を届け、老廃物を回収するほか、外からの衝撃をやわらげる役割もあります。脳脊髄液は脳内で作られ、脳脊髄腔の中で循環しています。血管やリンパ管、臓器と臓器の間の隙間が組織間隙で、ここを満たしているのが間質液です。血漿の倍の量があり、血管や細胞の壁を通り抜けて体中を移動しています。

体内水がある場所

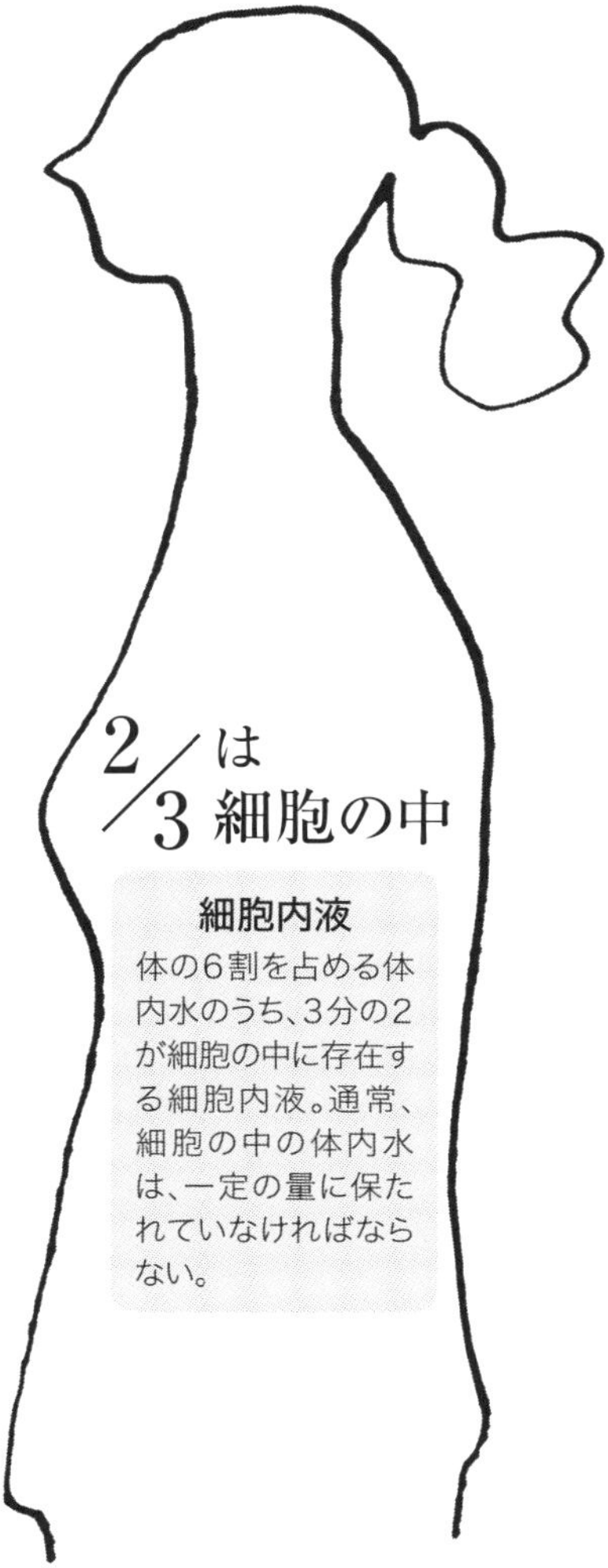

1/3は細胞の外

脳脊髄腔（脳脊髄液）

成人の脳脊髄液の量は、約150mℓ。脳や脊髄に栄養を届け、老廃物を回収するほか、外からの衝撃をやわらげる役割もある。

血液の中（血漿）

血液の量は、体重の13分の1と言われる。半分近くは、赤血球や白血球、血小板などの固形物。それ以外が「血漿」と呼ばれる体内水。

リンパ管の中（リンパ液）

静脈に沿って網の目のように走るリンパ管。この中を流れるのがリンパ液。体重の約8％を占めている。

組織間隙（間質液）

血管やリンパ管、臓器と臓器の間にある隙間を満たしているのが間質液。血管や細胞の壁を通り抜けて移動している。

2/3は細胞の中

細胞内液

体の6割を占める体内水のうち、3分の2が細胞の中に存在する細胞内液。通常、細胞の中の体内水は、一定の量に保たれていなければならない。

水は体の中をめぐり、老廃物とともに出ていくべきもの

すべての体内水は、体の各部を常に移動しています。水は分子が小さいので、血管や細胞の壁も通り抜けられるのです。体内水が全身をめぐるとき、細胞や臓器に栄養を届け、同時に老廃物を回収します。そして最後は体から排出されます。

水が体から排出される経路は、4つあります。最も多いのが尿で、1日に出ていく体内水の約半分が膀胱経由。そのため、尿の出が悪いなど、膀胱のトラブルを抱えていると、体内水のバランスもくずれやすくなります。次は汗です。真夏の暑い日や激しい運動をしたときは汗を大量にかくので、その分、体内水も余分に失われます。水分を補給しないと体は脱水状態になり、熱中症などを引き起こす危険性があります。

さらに、吐く息からも体内水は出ていきます。1日の呼吸の回数は約2万回と言われ、その結果、およそコップ2杯分もの水が体の外に出ていきます。また、便にも水分が含まれているので、排便によっても体内水は出ていきます。食中毒などで下痢が続けば、一気に体内水が減り、脱水症状に。逆に便秘が続けば、体内水が停滞します。

こうした経路で1日にとり入れた約2・5ℓもの体内水が排出されています。

飲んだ水は体の中でこう流れる

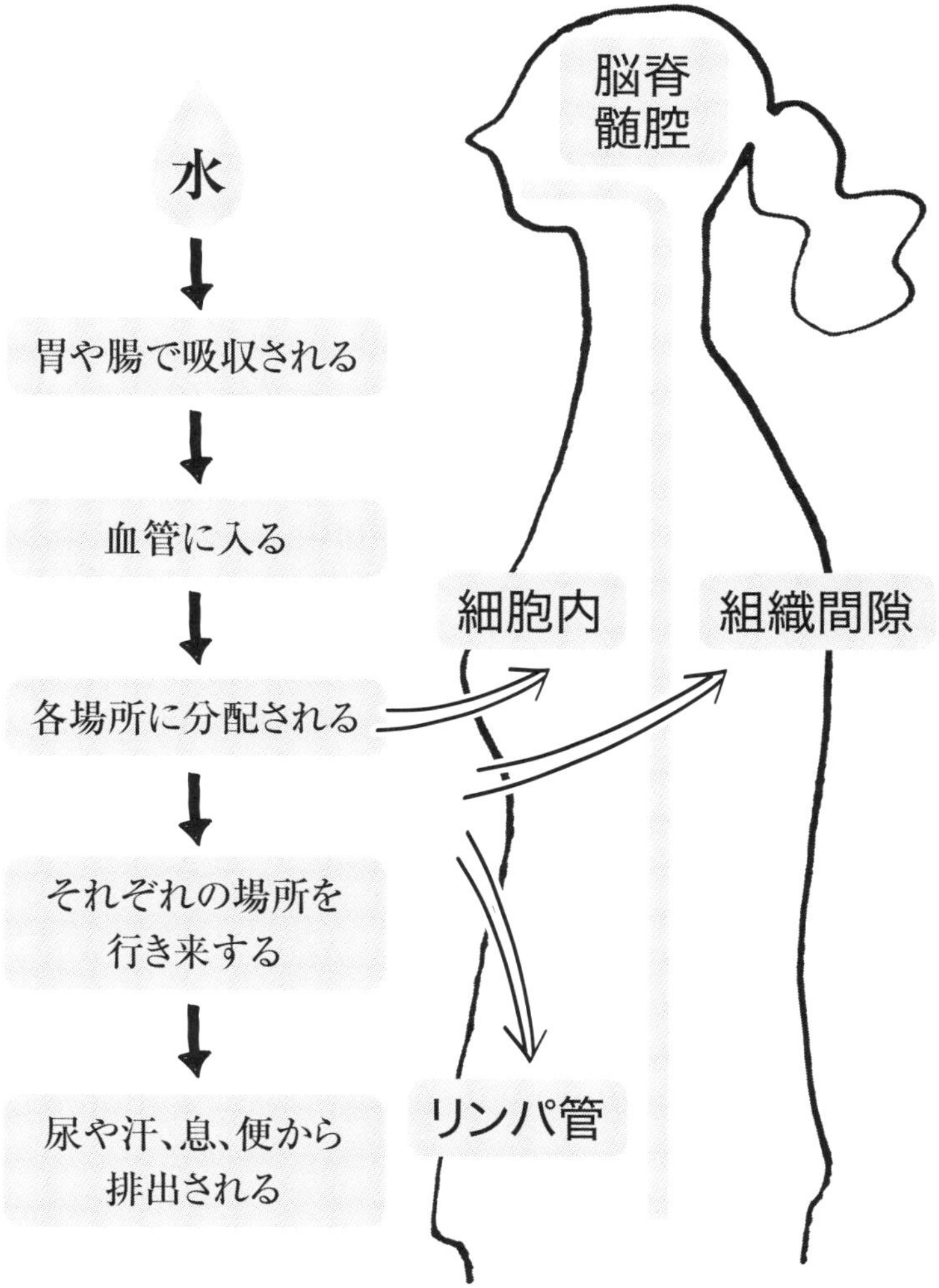

体内水は、心拍、浸透圧、重力、筋力によって流れています

体内水は、４つの力によって流れています。ひとつは「心臓の鼓動」。血管を通して血液を体のすみずみまで行き渡らせます。もうひとつは「浸透圧」。水は、溶け込んでいる物質の濃度が低い方から高い方へと移動する性質があります。体内水に含まれるナトリウムイオンは、細胞の中や組織の間など、場所によって濃度が違います。するとそこに浸透圧が発生し、体内水はリンパ管や細胞、組織間を移動していきます。「筋力」も血液やリンパ液などの体内水を移動させます。体を動かすことで収縮する筋肉の圧力が、リンパ管や血管を押したりゆるめたりしてポンプのような役割を果たすのです。特にふくらはぎにある腓腹筋やヒラメ筋は、重力で足にたまった体内水を上へと押し上げる大きな力を持っています。そのため運動不足で筋力が落ちていると、体内水が上に上がれず、滞りやすくなります。あらゆるものを地面に引っぱる「重力」も、体内水の移動に重要です。長時間立ち仕事をしていると足がパンパンにむくむのは、体内水が重力によって足の下方へと移動しているからです。

これらの力によって、体内水は常に私たちの体の中をめぐっています。

体内水が移動するための4つの力

血管の中にある血漿は、心臓のポンプ（心拍）によって全身に行き渡り、そのほかの体内水は、以下の力によって移動しています。

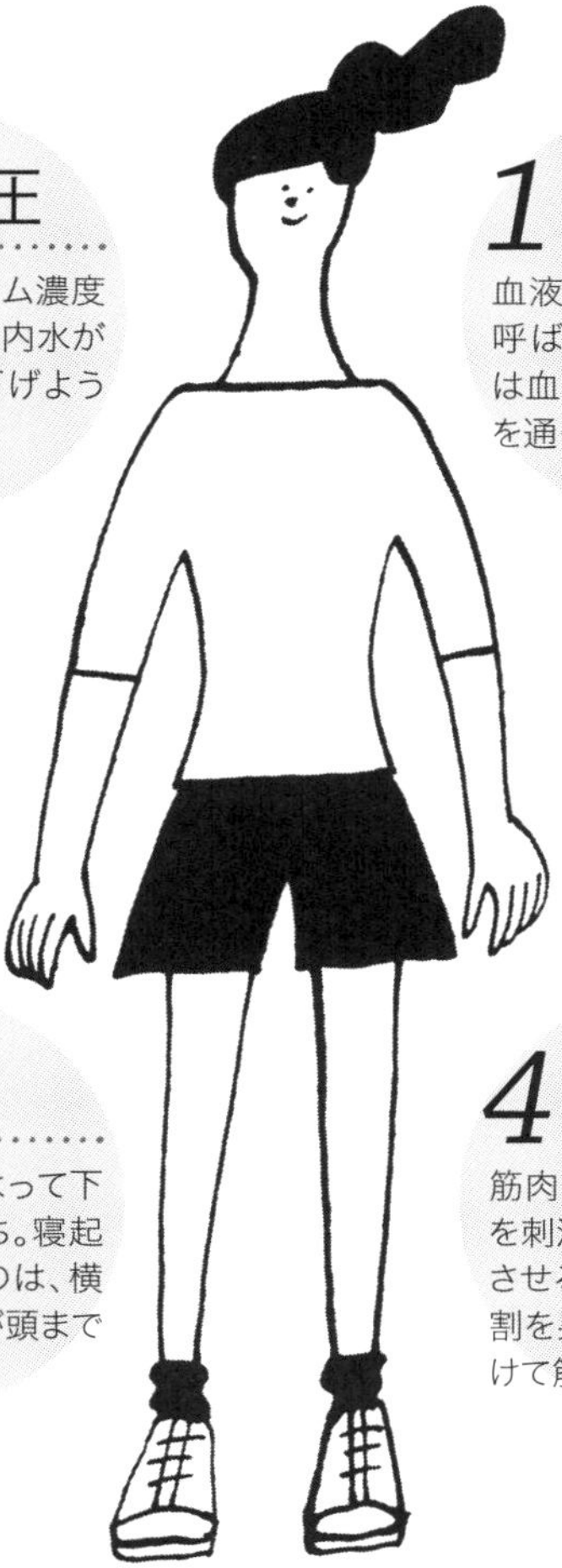

1 心拍

血液の約半分は血漿と呼ばれる体内水。心臓は血液を押し出し、血管を通って全身へ届ける。

2 浸透圧

浸透圧はナトリウム濃度が高いところに体内水が集まり、濃度を下げようとする働き。

3 重力

体内水は重力によって下半身に下がりがち。寝起きに顔がむくむのは、横になって体内水が頭までたまるから。

4 筋力

筋肉は、血管やリンパ管を刺激し、体内水を移動させるポンプのような役割を果たす。運動を心がけて筋力アップ。

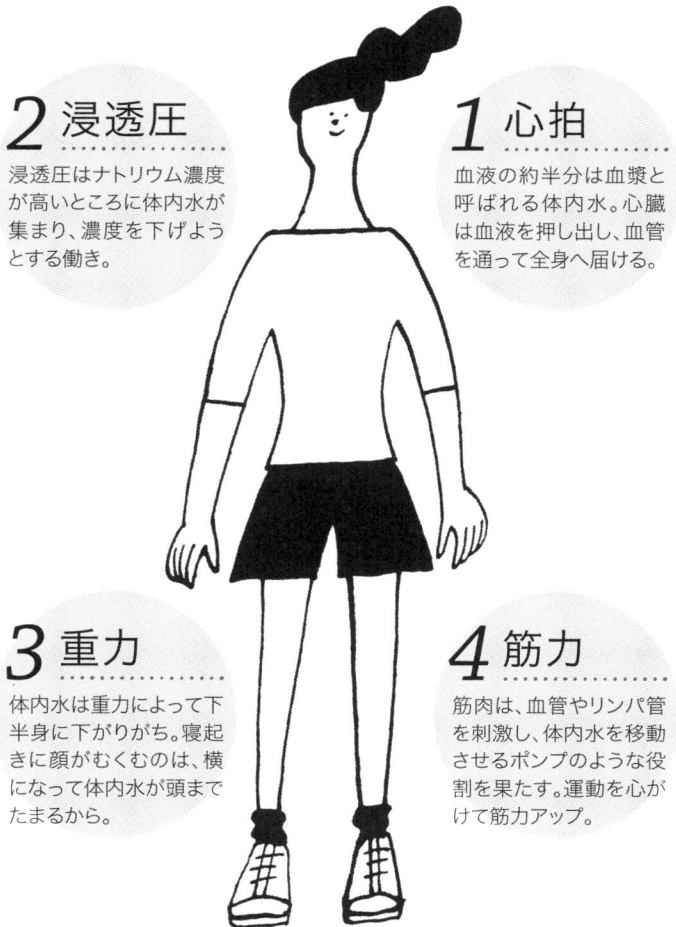

不調の原因はなんと細胞のむくみです

体内水のトラブルには、20ページで紹介した慢性脱水症状とは別に〝むくみ〟もあります。むくみは、疲れ、めまい、吐き気など、さまざまな不調を引き起こしますが、病院の検査では見つからず、原因不明とされてしまうことも少なくありません。

むくみには、細胞の外で起こる「細胞外浮腫」と、細胞の中で起こる「細胞内浮腫」があります。寝不足でまぶたが腫れる、立ち仕事で足がパンパンになるといった目に見えるむくみは細胞外浮腫です。一方細胞内浮腫は、細胞の中のナトリウムイオン濃度が高くなることで、浸透圧により通常は一定の量に保たれている細胞内に過剰な体内水がとり込まれ、細胞がふくれ上がること。原因には、腎臓のトラブルや塩分の摂り過ぎ、ストレスなどがあります。また、血行が滞ると細胞が低酸素状態となり、周辺から水を吸収しようとして細胞内浮腫になることも。

細胞内浮腫の症状は、じわじわとつらいもの。筋肉で起これば痛みがいつまでも続き、末端神経で起こればしびれや冷えに。しかも気づかれにくいので、症状が長引きやすくなります。自覚がないだけで、慢性的に細胞がむくんでいる人は意外と多いのです。

細胞のむくみ2種

細胞内浮腫

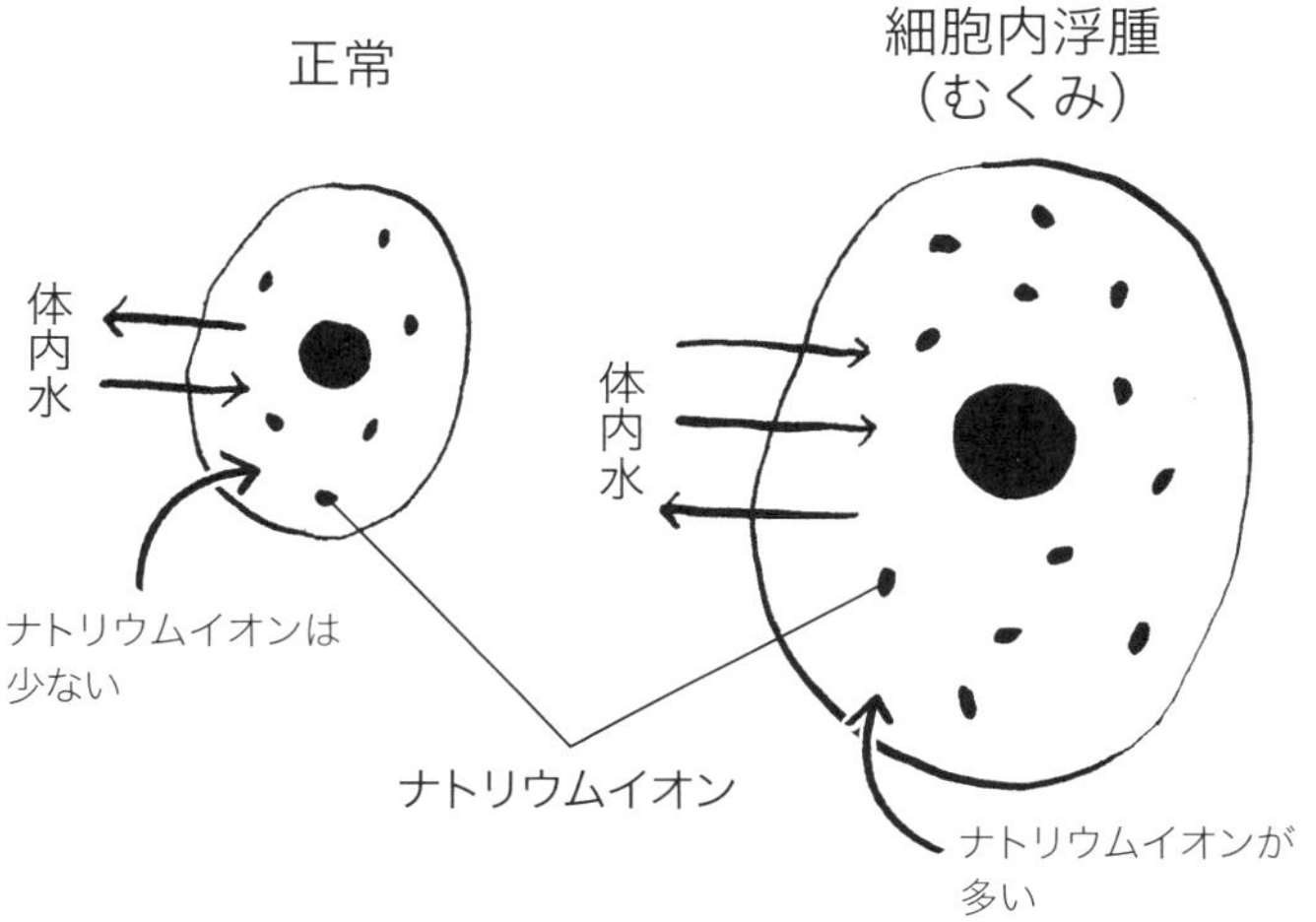

細胞外浮腫

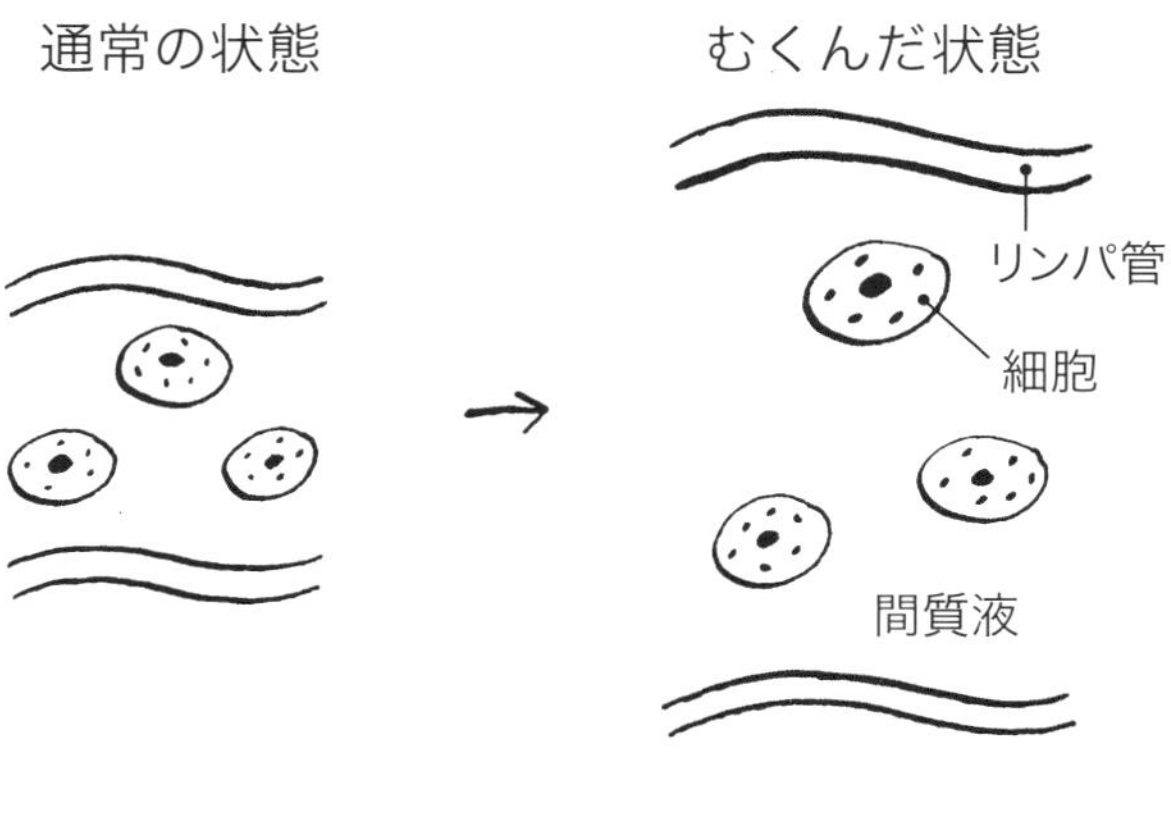

「水を飲むことによる10大メリット」を覚えて！

健康の要は、体内水にあります。
体内の水分バランスや、水の質、循環……
体内水のめぐりを良くすることで、
さまざまな不調が改善されていく
可能性があります。ここでは、
水がもたらす10の健康効果を紹介します。
原因がはっきりしない長引く不調も、
もしかしたら水分補給で改善するかも。

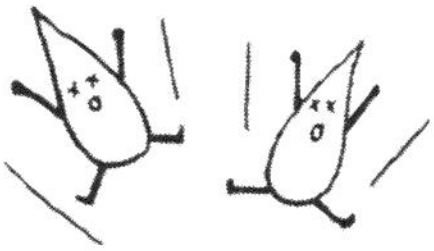

さまざまな不調の悩みも本を正せば水が原因です

体内の水の循環をおおまかに追ってみましょう。口から食物や飲料として入ってきた水が胃腸で吸収され、血管に入って血液として全身を流れます。そして、各部位で組織間の水分になったり、細胞内にとり込まれたりして体の働きを助けます。同時に老廃物などを抱え込んで静脈に戻り、血流にのって腎臓へ運ばれ、ほとんどが尿として排泄されます。一部は汗となって皮膚から蒸発したり、吐く息に含まれて体外に出ていくものもあります。

なんらかの原因で、この循環がうまくいかなくなると、体は水不足に陥ったり、血液やリンパの流れが滞ります。あるいは、細胞や体の各部位にむくみが生じます。この異常が形を変えて不調としてあらわれます。つまり、冷えや高血圧、動悸、不安感といった身近な悩みも、実は体内水を整えることで解消される可能性があるのです。

また、体内水を整えることは、美容にとってもプラスです。水がめぐって代謝がスムーズになると、ダイエットの成果も出やすくなります。肌つやが良くなり、不調が改善すれば、表情もはつらつとするはず。水によってたくさんのメリットが得られるのです。

1 代謝を良くする

ダイエットに成功し肥満を改善

肥満は、摂取エネルギーが消費エネルギーより多いときに、余分なエネルギーが体脂肪として蓄積された状態です。

エネルギーがどう消費されるかは、運動量や体質、体調にも左右されます。例えば、代謝のバランスがくずれていて、エネルギーをうまく生命活動に使うことができず、体脂肪としてため込んでしまっている可能性があります。あるいは、ストレスや緊張から食欲のコントロールができていないこともあります。水分が滞留し、むくんでいることで一見太っているように見える場合もあります。

いずれも、体内水の量や流れを改善することで細胞が活性化し、エネルギー代謝が整えば、解消することができます。水の満腹効果もダイエットに役立ちます。特にミネラルの多い硬水は、ダイエット中のイライラ解消や便秘にも効果的です。

2 血液ドロドロを解消

大病につながる高脂血症、動脈硬化を予防

血液がドロドロになるのには、いくつもの原因があります。最も多いのは血中コレステロールなどの脂質の量が増えている状態です。血液の流れが悪くなったり血管壁にこびりついたりして、内腔が狭くなると血液は無理やり流れようとし、血管や心臓に負担をかけます。圧力に耐えられなくなれば血管が破裂し、くも膜下出血などを起こします。また、血管が狭くて血液が通れなくなりその先の組織が壊《え》死《し》するのが心筋梗塞や脳梗塞です。

こうした重大な病気は、事前に自覚症状があまりなく、ある日突然に起こるので、日頃から血液の状態を健康に保つことが大切です。水を飲むことで血液の濃度を正常に保ち、流れやすくするのが直接的な効果。ミネラルウォーターに含まれるカルシウムやカリウムは、循環器の機能を正常に保つ働きや、代謝が上がり、脂肪の燃焼や排出を促進する効果も期待できます。

3 心臓や血管の若返り

循環器の不調による頭痛や動悸を解消

頭痛や動悸は体の機能的な異常が原因の場合もあるので、長く続くようであれば、検査を受けることが大切です。反面、本人にとってはとても苦痛なのに、病院ではどこも悪くないと言われることも少なくありません。そんなときは、慢性脱水症を疑ってみてください。口が粘ついたり、舌が荒れていたり、肌荒れが起きているのが特徴です。こうした症状があれば、その頭痛や動悸の原因は水不足かもしれません。

病院で頭痛薬や精神安定剤などを処方されても一向に改善せず、常に不調と戦っていた人が、水をきちんと飲み始めたらウソのように症状が消えたという事例もあります。おそらく、慢性脱水症状によって乱れていた自律神経が整ったと同時に、水を媒介にしている神経伝達物質の行き来が正常になったからでしょう。たかが水とあなどれない好例です。

4 心のバランス改善

原因不明の自律神経失調症に効果的

近年、体内水の異常が自律神経失調症と関連があることがわかってきました。自律神経は、外部の環境の変化に対応する機能で、体が活動するときは「交感神経」が、リラックスするときは「副交感神経」が優位に働き、体温調節や呼吸の深さ、精神状態など、あらゆるバランスを調節しています。

自律神経によって免疫系や、内分泌系が、脳と必要な情報を伝達し合います。情報を運ぶのは、神経伝達物質、ホルモン、サイトカインという3つの物質です。

実はこれらは、間質液という体内水の中にあります。体内水に異常があると、情報を運ぶ物質の動きにも影響し、情報伝達がスムーズにいかなくなります。その結果、脳からの指令がうまく伝わらず、動悸や不安感、不眠といった症状が起こります。つまり体内水のケアをすれば、こうした原因不明の不調が解消されるわけです。

5 消化機能の向上

胃腸を活性化し胃痛や便秘を改善

胃の痛み、便秘や下痢など、胃腸の不調はいろいろです。現代医学では、下痢と便秘は逆の症状とされ、それぞれ別の治療をします。しかし、東洋医学的な考え方では、いずれも体内の水の滞りや不足によって各臓器の機能が落ちていることが原因とされます。

人体の約6割を占める水分は、各部をめぐって細胞を正常に働かせ、栄養分を届けたり、老廃物を回収したりしています。水がきちんと循環しないと、臓器の機能が低下するのは消化器も同じです。

消化器の不調は消化管のむくみが原因の場合もあります。また、胃や腸内の水分が少なくなることによって、胃酸が濃くなる、便が硬くなるといった直接的なトラブルにつながる場合もあります。このことからも水を飲むことがいかに重要かがわかります。ただし、飲んだ水は直接消化管を通るので、量や成分には注意が必要です。

6 抗酸化・アンチエイジング

しみやしわを防ぎ、若々しい肌へ

肌の美しさを表現するのにみずみずしいという言葉を使うように、水分は皮膚の健康に欠かせません。赤ちゃんの肌がプルプルなのは、大人の何倍もの水分を含んでいるからです。

水を飲まなかったり、利尿作用のあるお茶やコーヒーを飲み過ぎたりして、慢性脱水症になっていても、皮膚からはかまわずに水分が蒸発していきます。脱水の最初の症状として肌荒れが起こることも少なくありません。

血液中の水分が減り、血液がドロドロになると、体内水が1ヵ所に集中し、その部分が繊維化し、硬く凹凸のある状態になります。皮膚でこれが起こるとやがてしみやしわになっていきます。

全身の細胞がイキイキしていることがアンチエイジングの必須条件。水分を補い、めぐりを良くすることで、リンパ液や血液が滞りなく循環すると、細胞も活性化します。

7 冷えの改善

血行が良くなり
つらい冷えから解放！

冷えの原因として、自律神経のアンバランスと脱水症状が考えられます。自律神経は血管の収縮や拡張を司ります。ストレスや緊張で血管が収縮すれば、末梢血管が狭くなり、温かい血液がすみずみまできちんと運ばれません。これが原因で手足の先が冷えたり、逆に顔がほてったりするのです。

また、水分が不足すれば血液が粘度を増し、流れにくくなるため、さらに冷えが進みます。「水を飲むと体が冷えそう」というのは大きな勘違い。血流を良くし、細胞が活性化すれば循環器の働きも良くなり、さらに血行が良くなる好循環に。なかでも炭酸水は血管の拡張作用があり、カリウムには血流を良くする働きがあります。水飲みは冷えの最大の対策です。

ただし、冷え過ぎた水は直接内臓を冷やすので、ミネラルウォーターは常温で飲みましょう。炭酸水も冷やし過ぎに注意。

8 脳の活性化

老化による物忘れやボケを食い止める

物忘れやボケは、脳神経の死滅と神経伝達物質の動きが悪くなっていることが原因です。人の脳細胞は年齢とともに減っていきますが、その減少をなるべく食い止め、生きている細胞の働きを良くすることが大切です。

脳細胞は使えば鍛えられるので、ボケ防止には脳トレが効果的とされますが、同時に脳内の水のバランスを整え、むくみをとることも重要。脳の細い血管が圧迫されずに健康に保たれ、十分な血液が流れれば脳細胞の死滅を防げます。

知らず知らずに慢性脱水症の状態が続くと、脳がむくみ、脳血管が圧迫されて脳細胞に栄養素や酸素が届けられません。また、水は神経伝達物質の媒介をしているので、記憶や感覚の情報をきちんと伝えるためにも水が不可欠です。

ボケ防止の食材や脳トレと同時に、水飲み習慣で脳細胞を守りましょう。

9 免疫力アップ

自律神経を整えることで感染症やがんを予防

免疫力とは、ウイルスや細菌などの外敵から体を守る力です。外敵が体内に入ってきたときに活躍するのが白血球。その白血球の活動に関わりがあるのが、自律神経です。

大きな異物を排除する白血球や顆粒球を増やすのは交感神経が優位なとき。逆に異物を分解したり、小さな外敵と戦うリンパ球は副交感神経が優位のときに活躍。リンパ球の増加はがんを抑制するという研究成果もあります。

体内水は、自律神経と密接に関係しているので、免疫力を上げるにはまず体内の水分状態を整えることが重要です。体内水が正常なら自律神経も整い、白血球や顆粒球、リンパ球のバランスもとれます。

また、体内水のめぐりが正常化し、体の各部が健康になれば、発がん性物質などの外的要因や、ストレスによる細胞の異変が起こりにくくなります。間接的ですが、これもがん予防の決め手になります。

10 関節や筋肉の不調を改善

腰痛、関節痛、足のつりを解消

体内水のバランスがくずれていると、日常の動作が鈍くなってきます。例えば、体内水の滞りによって筋肉がむくむと、体がだるくなる、手足が重い、こわばる、ケイレンするといった症状が起きます。

むくんだ筋肉が血管や神経を圧迫すると、しびれや痛み、冷えも発生します。関節がむくめば、ひざや股関節の痛みにもつながります。筋肉や関節のむくみは、腰痛や肩こりを引き起こすこともあります。


体内水のバランスが整えば、こうした症状が改善できます。むくみのない体は動きも良くなり、体を動かすたびに身軽さを感じることができるようになるでしょう。

年とともに足がつることも増えますが、これも水分とミネラルの不足とされています。特にマグネシウムやカリウムが不足するとこむら返りを起こしやすくなります。ミネラルの多い硬水を摂ることは解決の一助になります。

1章

不調の多くは水の不足や滞りが原因かもしれません

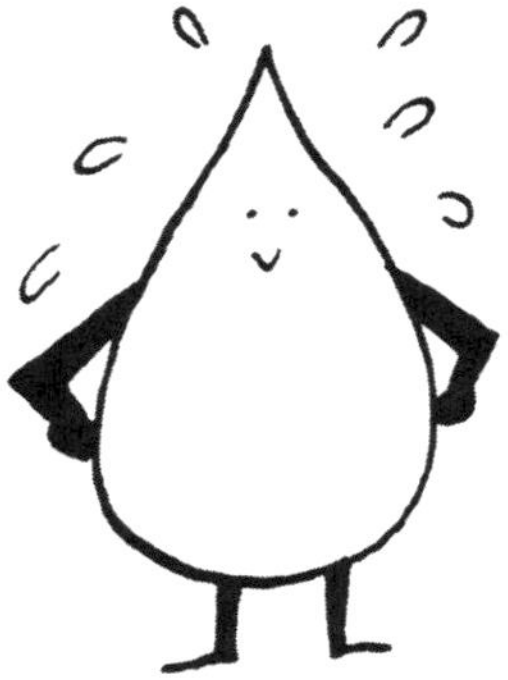

すぐに疲れる、眠れない、腰が痛い、
むくみやすい、冷えがつらい、血圧が高い……。
その慢性的な不調は、
もしかすると体内水の不足や滞りが原因かも。
体内の水の流れを整えるだけで、
これまでの悩みがなんだったのかと思う可能性大。
水の体への影響を知り、水飲み生活へ踏み出して。

良くならない不調は脱水を疑ってみる

現代人は、誰もがなにかしら不調や病気に
悩まされているものです。
でも、病院で調べてもはっきりとした原因が
わからないことも少なくありません。
薬を飲んだ直後は良くなるんだけれど、
またすぐに同じ症状が出てくる……。
そんな慢性的な不調を解決するひとつの方法が、
実は水をしっかり飲む健康法です。

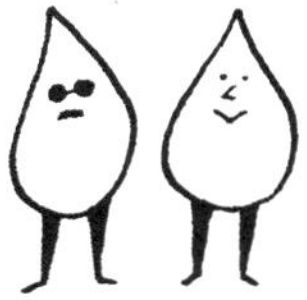

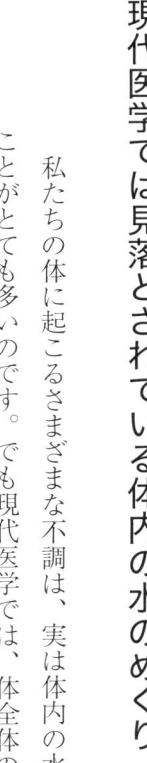

現代医学では見落とされている体内の水のめぐり

私たちの体に起こるさまざまな不調は、実は体内の水の不足や滞りが関わっていることがとても多いのです。でも現代医学では、体全体のことより、症状のある部位の状態にフォーカスするため、体内の水の状況が見落とされがちです。

体内水は全身を満たしているので、水の異常のあらわれ方はさまざまです。例えばむくみひとつとっても、どこがむくむのかによって症状が異なります。頭部のむくみは耳鳴りやめまいとしてあらわれ、筋肉のむくみは手足のこわばりや肩こりとなってあらわれ、呼吸器系のむくみが、鼻炎や咳としてあらわれることもあります。むくんだ場所に症状があらわれるとも限りません。さらに、体内水の異常は、体だけでなく精神の不調として出てくることもあります。

このように、体内水の影響は想像以上に多岐に渡ります。逆に言うと、体内水をケアすることで、多くの不調が同時に改善される可能性があるのです。よく起こる不調の原因を、現代の医療では見落とされがちな体内水との関係を中心にひもといていきます。長く悩まされている不調があれば、ぜひ体内水を見直してください。

原因不明の不調は慢性脱水症かもしれません

体内水のバランスがくずれる原因のひとつは水不足です。水分が十分に補給されていないため、脱水症状を起こしてしまうのです。脱水症状には、激しい運動で大量に汗をかいた後などに起こる急性脱水症のほかに、生活習慣で起こる慢性脱水症があることは、あまり知られていません。しかし、実は急性よりも慢性脱水症のほうが身近に起こりがちで、気づかないうちに脱水してしまっている人が多いのです。

慢性脱水症状を起こす人は、コーヒーやお茶、アルコール飲料といった利尿作用のある飲み物を日常的にたくさん飲んでいる傾向があります。利尿作用のある飲み物には、体内水を尿としてどんどん排出する働きがあります。水分のようで、実は水分排出飲料なのです。また、過剰なストレスも慢性脱水症を引き起こします。

慢性脱水症が怖いのは、喉の渇きは感じないこと。そのため、自分自身で気づきにくいのが、やっかいなところです。なんとなく体が重い、頭痛がする、動悸がするといった原因不明の不調があったら、まず水不足を疑ってみるといいでしょう。肌荒れやくすみも水が原因かもしれません。化粧のノリが悪いときも水を意識してみて。

水が不足すると…

摂取する水よりも出ていく水の量が多くなると、
体は脱水症状を起こします。

失われる水の量によって異なる脱水症状

3%未満 ➡ 口が渇く程度

3〜10% ➡ 疲れる／だるい／めまいがする／頭痛がする／嘔吐する／食欲低下／血圧低下　など

10%以上 ➡ 意識障害／死亡

「慢性脱水症」とは?

一般的に「脱水症」と言うと、急性脱水症を指しますが、実は慢性脱水症のほうが身近です。慢性脱水症とは、なんらかの原因で日常的に水分が不足し、軽度の脱水状態が続くこと。代謝が落ちて、肌荒れや疲労感、頭痛などさまざまな不調を招きます。慢性脱水症は気づかれにくいため、そうした症状は原因不明とされることが多いです。

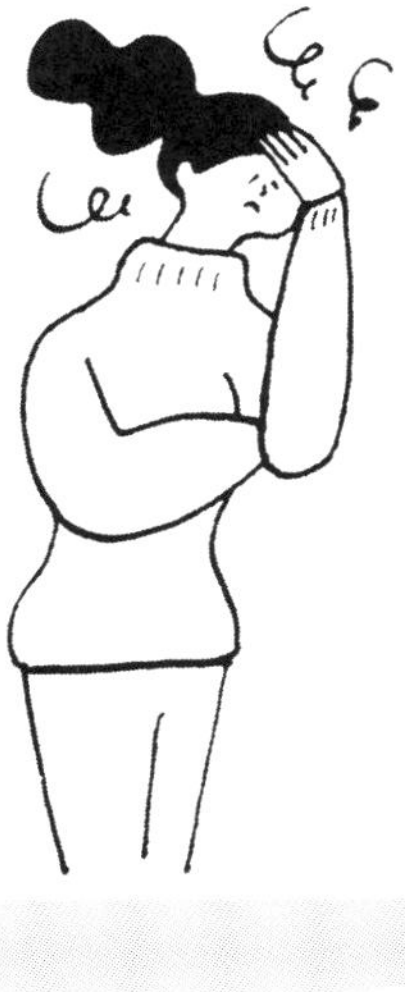

不調のもうひとつの原因は水の滞りにあります

体内水のバランスがくずれる原因には、慢性脱水症のほかにもうひとつ、水の滞りがあります。これは、水の循環が悪くなり、老廃物が尿や汗、呼吸などからスムーズに排出されていない状態です。体に余分な体内水が停滞するとむくみが起こり、不調を引き起こします。停滞する＝むくむ場所によって症状は異なります。例えば消化管がむくむと、食欲不振やげっぷ、吐き気、口が粘るなどの症状が出ます。筋肉がむくむと、体がだるくなったり、手足がこわばったり、肩こりや腰痛が発生することもあります。

そのほか、めまいなど、さまざまな症状にも体内水が関わります。女性の場合は、生理前にだるさや冷えを感じる人が少なくありません。これはホルモンバランスの変化がむくみを引き起こしていると考えられます。むくみの原因も症状も幅広いのです。

体内水の滞りは、放っておくとどんどん悪化し、いつまでも治らない不調だけでなく、深刻な病気を引き起こす可能性があります。水が原因と早く気づいて、水の飲み方や生活習慣を見直すことが大切です。体内水の滞りは、体重、すね、舌を見ることで調べることができます。左ページを参考にチェックしてみましょう。

水が滞ると…

水のめぐりが悪く、排出がうまくできないと、
体に余分な体内水がたまり、むくみます。

簡単！
むくみ診断

体重

就寝直前トイレの後の体重 － 起床直後トイレの後の体重 ＝ 0.5kg未満

通常、寝ている間に0.5〜2kgの体内水が汗などで排出されます。
就寝前後の体重を量り、その差が0.5kg未満だったら、
余分な体内水がたまっています。

舌

舌の周囲にギザギザと歯の跡がついていたら体内水が滞っている。表面に「舌苔」という白い苔のようなものがついている場合も。

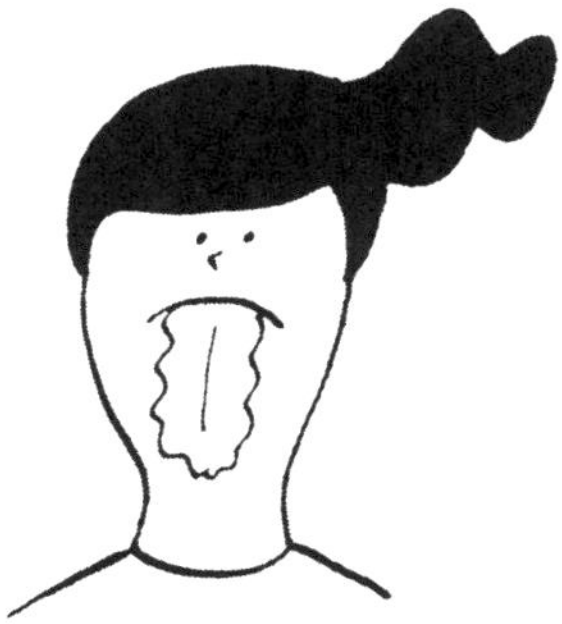

すね

指で押してみて、へこんだまましばらく戻らなければ、間質液が増え過ぎている。

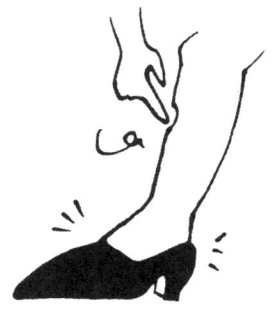

不調❶ 糖尿病

血糖値は水の循環で下がる

糖尿病の人は、そうでない人よりも喉が渇きます。理由は、血糖によって血液が濃くなり、浸透圧で体内水が血管内へとり込まれ、尿として排出されてしまうから。体内水がどんどん排出されるので、体が水分を欲しているのです。

通常、1日に飲む水の適切な量は約1・5ℓですが、血糖値が高い人の場合は、1・5~2ℓとちょっと多めに。その際、体に良さそうだからとスポーツドリンクや、ビタミン入りの清涼飲料水を選ばないことも大切。こうしたドリンクには糖分が含まれているので、ますます血糖値が上がります。ちなみに、糖尿病でない人も、スポーツドリンクや清涼飲料水を飲み過ぎると急性の糖尿病様症状になってしまうことがあり、これを「ペットボトル症候群」と言います。

糖尿病の人は、血糖値を上げないためにも、寝起きはもちろん小腹がすいたときなどにも、水を飲みましょう。体内にためられる水分量は決まっているので、一度に大量に飲んでもすぐに排出されてしまって意味がありません。できるだけこまめに少量ずつ飲むのがポイント。

糖尿病の治療で食事制限をしている人は、食前にコップ1杯の水を飲むと、満腹中枢が刺激され、食欲を抑える効果も期待できます。

不調② 高血圧

血管内の水分バランスを整えて

高血圧は、脳梗塞や心筋梗塞など命に関わる大病を招く危険性がありますが、血液のおよそ半分は血漿《けっしょう》という体内水なので、水の飲み方次第で改善できます。

血圧が高くなる主な原因は、塩分の摂り過ぎと動脈硬化です。塩分を摂り過ぎると、浸透圧で体内水が血管内にとり込まれ、結果として血液の総量が増え、血管への負担（圧力）が増すからです。摂取した塩分はナトリウムとして体内水に溶け込みます。その量が過剰だと、ナトリウムを再度排出するために血液の循環量が増えます。これも高血圧の原因。改善するには、ナトリウムを排出する働きのあるカリウムやマグネシウムを摂ること。硬水のミネラルウォーターにはこうしたミネラルが豊富に含まれています。

また、動脈硬化は、コレステロールや中性脂肪で血管内壁が分厚くなり、弾力性が失われた状態。血管が拡張するときの最小血圧を上げます。

動脈硬化の予防には、カルシウムも有効です。通常血液中には一定量のカルシウムが存在しますが、不足すると、骨や歯のカルシウムが血液中に溶け出します。このとき、カルシウムが過剰に供給されると血管壁に付着し、動脈硬化を招きます。普段から適度な量のカルシウムを摂ることが大切です。

不調③ 脂質異常症

水の代謝を上げて脂質を分解

脂質異常症とは血液中のコレステロールや中性脂肪の量が正常でなくなることで、主に過剰になる高脂血症が問題です。過剰な脂質は血管壁にたまって壁を厚くし、動脈硬化の原因になります。

脂質異常症は、本人に自覚がなく、放置されやすいことが問題視されています。脂質異常症から動脈硬化に進むと心筋梗塞や脳梗塞といった急性疾患の危険性が高まることを考えると、大事に至る前に対策をとる必要があります。

脂質異常症かどうかは、健康診断で悪玉コレステロールや中性脂肪値を調べることで診断できます。脂質異常症の原因は、脂質の多い高カロリーの食事や不健康な生活習慣、運動不足など。改善するには、生活習慣を見直すほか、十分な水を飲んで脂肪を流すこともポイント。体内の水分量が不足していると、血液はドロドロになり、ますます脂肪がたまってしまいます。

脂質異常症が心配な人は、代謝を上げる効果の高いアルカリ性の水がおすすめです。代謝が上がれば中性脂肪や悪玉コレステロールの分解も促進されます。水分補給に加えて、ジョギングなどの有酸素運動をすると、脂肪が燃焼されてより健康的に。いずれにしても、体内水の代謝を上げることが重要です。

不調④ 肥満

脂肪をため込まない体に改善

体に脂肪をため込んでしまう肥満の解消には、ため込まない体になることが重要です。基本は摂取カロリーが消費カロリーをオーバーしないこと。それ以外に、水を飲むことも、ダイエットになります。

体内水が滞っていると、体のさまざまなところがむくみ、代謝が落ち、脂肪が燃焼しにくくなります。水を正しく飲むことで、体内水の滞りを解消し、代謝を上げ、脂肪がきちんとエネルギーとして活用されるようにしましょう。

水飲みダイエットでは、1回コップ1杯程度の水を、1日に何度も飲み、合計1・5ℓほどの水分補給をします。まとめて飲んでも体内に吸収されず尿として出てしまうので、こまめに飲むことがポイントです。ちょっと空腹のときは、間食のかわりに水を飲めば、食べる量を減らせます。ただし、就寝する1～2時間前に飲むと、夜中にトイレに起きて安眠を妨げることもあるので控えましょう。

食事制限をともなうダイエットは、ミネラルが不足しがちです。カルシウムをはじめカリウムやマグネシウムといったミネラルを含むミネラルウォーターで空腹を補うとW効果です。カルシウムにはダイエット中のイライラを抑える働きがあり、マグネシウムはダイエットの大敵、便秘の改善も期待できます。

不調⑤ 便秘・下痢

水を届けて腸の働きを活性化

便秘も下痢も、腸の動きが鈍り、体内水のバランスもくずれている状態です。便秘は、腸の蠕動《ぜんどう》運動が十分に行なわれていないと起こります。蠕動運動とは、腸が収縮と弛緩《しかん》を繰り返して波打つことで、この動きで便を肛門まで運びます。この運動が弱いと、うまく便が運ばれず、いつまでも腸内にとどまってしまいます。また、腸内の水不足により便が硬くなってしまったときも便秘になります。

便秘の解消には、まず腸の動きを促すことです。マッサージなどで外から刺激を与えたり、運動をしたりして、腸の動きを活発にしましょう。便が硬くならないよう、水分補給も忘れずに。特にマグネシウムは便をやわらかくする働きがあるので、マグネシウムが豊富なミネラルウォーターを飲むのも効果的。

一方下痢は、細菌性などの急性の症状以外に、腸に余分な体内水がたまり、腸自体がむくんで慢性的に続くことがあります。これは便に含まれる水分が多過ぎる状態で、腸内の体内水が多過ぎるのが原因のひとつ。浸透圧を調整するナトリウムの量が増え過ぎていることが一因の場合も。余分なナトリウムはカリウムが排出してくれます。カリウム豊富なミネラルウォーターで、ナトリウムの濃度を正常に戻せば、下痢が改善することも。

不調⑥ 自律神経失調症

必要なのは、薬ではなく水

自律神経と体内水は密接に関連しています。自律神経が働くときの伝達物質が体内水にあるため、体内水が不足していたり、滞っていたりすると、自律神経の働きが鈍り、自律神経失調症の症状があらわれます。原因不明の倦怠感、動悸、食欲不振、不眠、多汗などの不調や、不安定な精神状態に陥りやすくなります。また、身体的にも精神的にも、人の体の機能において、自律神経が担っている役割は大きいです（20ページを参照）。

しかし、病院では自律神経失調症と診断されることはあっても、体内水について説明されることはほとんどありません。症状を抑える薬を処方され、服用しても、根本的な治療にはならないため、いつまでも薬に頼る状況になりかねません。

自律神経とは、簡単に言うと環境の変化に対応する体の反射機能です。活発に活動するときは「交感神経」が優位になり、リラックスするときは「副交感神経」が優位になります。そして、体温調節や呼吸の深さ、血流などあらゆる身体活動を調節しているのです。体内水のバランスがくずれると、自律神経のバランスもくずれ、環境の変化に適応できなくなります。そのため、心がけて水を飲んだら、自律神経失調症の症状がなくなっていったという例がとても多いのです。

不調7 筋力低下

筋肉にはたっぷりの水が必要

筋肉の75〜80%は水分です。一方、脂肪の水分量は10〜30%。意外かもしれませんが、脂肪よりも筋肉のほうが水分の量が多いのです。ふくよかな人のほうがたくさん水をたくわえているイメージがありますが、実は筋肉質でスレンダーな人のほうが、潤っているのです。成人男性の体の水分量は60%、対して女性は55%なのも、男性のほうが筋肉が多いことを考えるとうなずけます。

だからしっかりとした筋肉質の体を作りたいときは、しっかり水を飲む必要があります。水分不足では、筋肉はきちんと発達しません。また、たとえ軽度でも脱水症状があれば、筋力は低下します。筋トレで発生する乳酸の排出にも水分が必要で、体内水が不十分だと、筋肉疲労もなかなか回復しません。

筋肉には、体内水を全身にめぐらせるポンプの役割があります。特に、下半身にたまりがちな体内水を押し上げる、ふくらはぎの筋肉は重要です。運動不足の人や高齢者など、筋力が衰えている人は、体内水をめぐらせる筋力が弱くなっているので、すぐにむくんでしまいます。筋力を保つには、適度な運動と十分な水分補給が肝心です。運動中は、喉が渇く前にコップ1杯程度の水を頻繁に飲むと、効果的に体に吸収されます。

不調⑧ アレルギー、アトピー

東洋医学では冷えと水不足に注目

現代の医学では、アトピーは体質の問題で、治すのは難しいとされています。しかし東洋医学には、その主因は体内の冷えという考え方があります。皮膚表面が熱を持っているのに芯は冷えていることから発生するというのです。そして、冷えの原因のひとつに水不足があります。

体内水がよどんでいると血流が悪くなったり、体温を調節する自律神経の働きが悪くなり、冷えを招きます。体内水がきちんとめぐらないため、たまった毒素が、熱をもっている皮膚表面から出ようとします。この反応が、アトピーのかゆみや皮膚トラブルとなってあらわれるのです。水のめぐりを良くし、体の冷えを解消することが、症状緩和に役立ちます。

アレルギー性鼻炎も同様です。水のとり込みと排出がうまくいかず、たまった老廃物や毒素を、鼻水で外に排出しようとすることで、鼻炎が起こるという説があります。

いずれも、体の水の出入りを整え、滞りなく排出すれば、皮膚や鼻から毒素を排出する必要がなくなります。体内水のめぐりを良くすることで、アトピーやアレルギー性鼻炎の症状を改善する可能性があるのです。アレルギーのある人は、水を飲むことで、体質改善を試みるのもひとつの方法です。

不調⑨ 不安・落ち込み、不眠

水をめぐらせるストレッチを

落ち込んでいるとき、人は背中を丸めてうなだれた姿勢になります。この姿勢をずっと続けていると、背骨の周りのリンパの流れが悪くなり、体が重く感じるようになってきます。すると、さらに意欲の低下や落ち込みを招きます。

イライラやうつを感じることで姿勢が悪くなる。すると体内水が滞り、さらに精神状態が悪化する。この悪循環を断ち切るためには、胸を開くストレッチがおすすめです。うつぶせになった状態で両手をつき、腕を使って上半身を起こしてみましょう。息を吸いながらゆっくりと上半身を反らしていき、ひじが伸びきるまで反らしたら、息を吐きながら戻ります。これを10回ほど繰り返します。

また、普段からストレスや不安が多いと、筋肉が緊張します。特に首や胸はこわばりやすく、そうなると背中が丸くなり、やはり体内水が滞ります。ゆっくりお風呂に浸かったり、ストレッチをしたりして、固まった筋肉をほぐすように心がけましょう。

体内水がスムーズにめぐるようになると、不眠も解消できます。良質な睡眠には、副交換神経が優位になることが不可欠です。体内水と自律神経は密接に関係しているので、夜眠れないという人は、日常の水の飲み方を見直してみましょう。

不調⑩ 肩こり・腰痛

筋肉をほぐして体内水を流す

私たちが肩こりや腰痛に悩まされるのは、常に首を折り曲げて生活していて背中周りの水の流れが滞るため。スマートフォンを見る、パソコンを打つ、料理をするなど、私たちは下を向いてばかりいます。すると首の前にある筋肉は縮み過ぎた状態になり、首の後ろから背中にかけての筋肉は伸びっぱなしになります。そのせいで体内水が滞り、筋肉が酸欠状態になり、肩の痛みやこり、腰痛につながります。

肩こりを解決するために、首周りの水を流すことが重要。寝る前の時間を利用して首周りの筋肉を伸ばすのがおすすめ。

まず布団に仰向けに寝ます。このとき、下を向いた姿勢と同じにならないように枕は使いません。首に痛みがあれば、そちら側に首をやや傾けます。その後、喉を伸ばすように頭上へ視線を向けます。つむじを布団に近づけるイメージです。この状態で10分ほどキープ。首周りの筋肉がほぐれ、体内水がめぐり始めます。

腰痛は、椎間板ヘルニアや腰椎の変形、背骨の周囲の筋肉疲労なども原因です。これらは共通して、痛む部分の周辺で体内水がよどみ、むくみが起きています。お腹の両側からおへそへ向かってリンパマッサージをし、体内水を少しでも流しましょう。

不調⑪ 耳鳴り、めまい

内耳のむくみを解消して

耳鳴りやめまいが起きるときは、頭部がむくんでいる可能性があります。頭部がむくむと、最初にあらわれるのが頭が重い、締めつけ感がある、目が疲れるといった症状。さらにむくみが耳の中の「内耳」に及ぶと、耳鳴りやめまい、ふらつきなどの症状が発生します。内耳には、聴力を司る「蝸牛《かぎゅう》」と、平衡機能を司る「前庭・三半規管」があり、常に一定量のリンパ液で満たされています。このリンパ液の循環がうまくいかないと、むくんで耳鳴りやめまいが起きます。

内耳のむくみによる症状は、病院で原因をつき止めるのが難しく、自律神経失調症と判断されることも少なくありません。しかし、実は体内水のセルフケアで改善できるケースもあるのです。

頭部のむくみを改善する方法は、ほかの部位のむくみと同様に、1日約1・5ℓの水分補給や適度な運動、体内のナトリウムの濃度を調整するカリウムを摂取することなどが有効です。

頭部ならではの改善方法もあります。肩や首の筋肉がこわばっていると、体内水が頭までスムーズに循環しません。肩や首のマッサージやストレッチをして、柔軟性を高めることで、体内水が流れてむくみ解消につながります。お風呂に入って筋肉を弛緩させるのも方法です。

不調⑫ むくみ

滞った体内水をスムーズに排出

むくみは、体内水が滞り、排出されるべき老廃物がいつまでも体にたまっている状態です。むくみ対策として水を飲むのを控える人がいますが、水分が足りないと慢性脱水症になり、ますます血液がドロドロに。すると血流が悪くなって老廃物が排出されなくなるという悪循環に陥ります。きれいな水を体にとり込み、汚い水を排出する代謝を正常化することが、むくみ解消の王道です。

体内水をめぐらせる力のひとつである浸透圧は、体内のナトリウム量に左右され、むくみはナトリウムが過剰な状態で起きます。ナトリウムを排出し、体内水の代謝を活性化するミネラルは、マグネシウムやカリウム。これらを含むミネラルウォーターを飲むことで、ナトリウムの量が正常になり、むくみが改善されます。

体内水のバランスを調節している腎臓を強化する方法も有効です。全身をめぐる血液が腎臓を通過する際、腎臓は血液から老廃物と余分な体内水を濾過し、尿として排出します。そのため、くるみやえび、ぶどう、栗など腎臓にいい食べ物を摂ることで、体内水の排出を促せます。東洋医学は、水のめぐりは生命活動に欠かせない要素とし、「防已黄耆湯《ぼういおうぎとう》」「五苓散《ごれいさん》」など循環トラブルに適する漢方薬もあります。気になる人は試してみても。

不調⑬ 関節痛

下半身の関節は最もむくみやすい

　水は重力によって下へ下がります。これは体内水も例外ではありません。そのため、下半身は上半身に比べてむくみやすいのです。心臓から上であれば、血液は重力によって静脈経由で心臓に戻り、再び送り出されます。しかし下半身の血液が心臓に戻るためには、重力に逆らって上昇しなければなりません。長時間立ちっぱなしでいると足がむくむのは、血流が重力に負けているためです。

　さらにひざの関節や股関節を曲げているとリンパ管や静脈が折れ曲がって狭くなり、一層水の流れが悪くなります。座りっぱなしでいると、体内水がよどむのはこのためです。関節の部分に体内水が滞ると、痛みをともないます。

　関節痛を改善するには、下半身の体内水を上へ押し上げる重要な働きをする、すねの筋肉、腓腹《ひふく》筋やヒラメ筋を動かすことでポンプの役割をさせ、たまった体内水を上へ押し上げることが大切です。筋力が落ちるとポンプの力も衰えるので、意識して動かすようにしましょう。

　また、リンパ管に沿ったマッサージも効果的です。ひざの周辺から、足の付け根にかけて、リンパ液を流すように太もも全体を5分ほどマッサージしましょう（142ページ参照）。これだけでも、痛みはやわらぐはずです。

不調⑭ 物忘れ・ボケ

喉が渇く前にこまめな水分補給

物忘れやボケは、原因を定めるのが難しい症状ですが、体内水のめぐりが悪く、頭蓋内がむくんだ状態が長く続くと、頭が回らなかったり、物忘れがひどくなったりすることがあります。マッサージなどで首周りのこわばりをほぐし、血液やリンパ液をスムーズに流しましょう。

人間の体内の水分量は年をとるごとに減っていきます。新生児の体は約80%が水です。幼児は70%、成人男性は60%、成人女性は55%が水でできています。これが60歳以上になると、50%にまで下がります。体の中を十分な体内水で満たすことは、老化を遅らせることでもあります。脳も例外ではありません。頭部の体内水が不足すると、認知機能が衰えます。また、急性脱水症で全身の水が10%減ると、意識障害が起きます。これほど、体内水は脳の働きに密接に影響しているのです。

ボケを防止したい高齢者には、こまめな水分補給が有効です。特に高齢になると喉の渇きを感じにくくなるので、喉の渇きを基準にするのではなく、起床直後や食事前など、タイミングを決めておき、習慣的に水を飲むと良いでしょう。

水がめぐれば血液がサラサラになり、脳梗塞や脳出血、くも膜下出血の予防にも役立ちます。

体験談❶

野間 瞳さん（仮名・42歳　主婦）

私は若い頃から原因不明のめまいに悩まされていました。ぐるぐる回るというよりは、船に乗っているような感覚で、朝布団から出ようとしたときや、日中、掃除などの家事をしている最中に襲ってきます。病院で検査を受けても脳の異常などは見つからず、しばらくするとおさまるので、気にしていなかったのですが、加齢とともに悪化していて、40歳を過ぎると立ち上がっただけでもめまいがするようになりました。

ある日「水飲み健康法」という雑誌を読んでいたら、水不足の症状のひとつにめまいがあることが書かれていました。体内水のバランスがくずれ、内耳がむくむためだと言うのです。「もしかしたら、これかな?」と思い、半信半疑でエビアンを飲み続けてみました。すると、数週間ほどでめまいが格段に減りました。専業主婦なので、家の中にいることが多く、運動らしいことはほとんどしていませんでした。これも体内の水分バランスがくずれる原因だったと思います。年齢的にも健康に気を遣わないといけないな、と反省し、今では水飲みとウォーキングを続けています。めまいは前回起こったのがいつだったか覚えていないくらい、なくなりました。

体験談❷

矢合信子さん（仮名・62歳　主婦）

還暦を迎えるまでは、病気らしい病気をしたこともなく、健康が取り柄だと自負していました。でも、ここ数年で疲れやすくなり、家事が一段落したときや外出から戻ってきたときに、体がだるくて横になることが増えてきて、近所のスーパーに買い物に行くだけで、息切れがすることも。それと、夜寝つきが悪くなったのもこたえました。夜中も何度も目覚めてしまい、熟睡できないのです。

病気じゃないかと、病院で血液検査、心電図、頭部ＭＲＩなどを受けましたが異常なし。症状があると訴えても、医師からは相手にされませんでした。途方にくれて心療内科を受診してみると慢性脱水症状を指摘され、1日1・2ℓほどのミネラルウォーターを小分けにして飲むようにアドバイスされました。そこで、寝起きや食事前は必ず水を飲み、ペットボトルをリビングに置いて、気づいたら喉が渇いていなくても口にするようにしました。すると、1週間ほどで症状の改善がみられ、疲れやすさがなくなっていきました。今では毎日気分良く過ごしています。水を飲むだけでこんなに変わるなんて、自分でも驚いています。

体験談❸

松尾美沙さん(仮名・36歳　会社員)

仕事が忙しく、終電帰りや休日出勤が続いていた時期に、メンタルが不安定になっている自分がいました。同僚や後輩のちょっとした一言が気に障ったり、プライベートでも家族や親しい友人に仕事のストレスをぶつけてしまい、後悔したり……。それが、水を飲むだけで解消できるなんて、思ってもみませんでした。

証券会社に勤めていて、仕事にやり甲斐を感じていたし、しっかり働くためにも、健康には人一倍気を遣っていました。野菜不足にならないように野菜ジュースを積極的に飲んでいたし、ビタミンやアミノ酸などの栄養成分が入った健康ドリンクも飲んでいました。水は、そういう栄養成分が入ってないので飲んでも意味がないと思っていたんです。でもある日、便秘に効くと聞いてコントレックスを購入し、ラベルを見てミネラル成分がかなり含まれていることを知りました。それをきっかけに水について調べたら、体に良さそうなので試しに飲み続けてみることに。すると、まず心の状態が安定してきたんです。イライラして無駄なエネルギーを使わなくなった分、仕事もはかどるようになりました。今では、デスクの上にいつも水を置いています。

体験談❹

佐々木優子さん(仮名・21歳 大学生)

もともと体が丈夫ではなく、中高生のときは朝礼中に貧血で倒れることが何度かありました。入浴中に湯船から立ち上がると、目の前が真っ暗になって倒れそうになることも。就活を始めてからは朝起きたら動悸がし、通学の電車でさらに激しくなります。怖くなって電車を途中で降りてしまい、講義に遅刻するようになりました。大学に着いてからも、階段を上り下りしただけで激しい動悸がして、講義に出られないことも。そんな調子だから単位も危うくなり、心身ともに追い詰められてしまいました。

病院で心電図や胸部レントゲンをとっても異常はありませんでした。医者には動悸は心因性のものだと言われたので、心療内科を受診しました。事情を話すと、先生は精神安定剤よりも水を飲むことをすすめてくれたのです。いくつかミネラルウォーターを飲み比べて、ゲロルシュタイナーを飲み続けています。カリウムやマグネシウムも豊富だし、炭酸だから飲みやすいんです。水を飲み始めてからは動悸も減り、講義にちゃんと出席できるようになりました。体内を水がきちんとめぐっている感じがして、就職活動も無事に乗り切ることができました。

2章
体の不調を治す本当に正しい水の飲み方をマスター

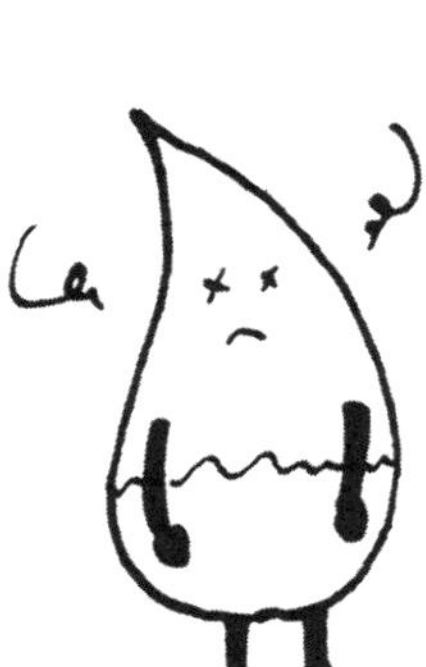

水は体にいいと言うけれど、
お茶やスポーツドリンクではダメ？
常温の水と冷たい水で違いはあるの？
どんなタイミングで、どれくらい飲めばいいの？
水をしっかり飲もうと思ったら、
まず、正しい水との付き合い方を知りましょう。

健康につながる水の飲み方、選び方って

体にとって水が大切だとわかったからといって
やみくもに大量に水を飲むと、腎臓に負担がかかり
かえって体内水のめぐりを悪くします。
水が体をめぐるペースを考えること、
入る水と出る水のバランスをとることが大切です。
では、生活の中でいつ、どのように
水を飲めばいいのかについてここで紹介します。

いつ、どのくらい、どう飲めばいいの？

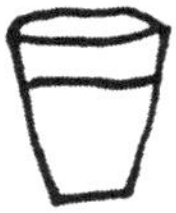

１日に飲む水の適量は体格によっても異なりますが、およそ１・５ℓ。ただし、一度にまとめて飲んでも体は処理しきれません。１日を午前、日中、夜の３つの時間帯に分けて、量の目安を「３：５：４」と覚えてください。朝起きてから朝食までの間に３、昼食後から夕食までの間に５、夕食後から就寝までで４という割合です。

一気飲みではなくコップ１杯（１８０～２００㎖）の水を、喉が渇いたと感じる前に飲むのがポイント。ただし、例外もあります。まず、朝起きたとき。寝ている間は水分を排出するだけなので、軽い脱水状態にあるため、起き抜けにはコップ１杯程度の水を必ず飲みましょう。日中、活動していて喉が渇いたときや運動中なども、コップ１杯以上飲んでもかまいません。大切なのは、それ以外のときもちびちび飲みを続け、睡眠中に尿意で目覚めるのを防ぐため、就寝１～２時間前に終了すること。

汗をかいてたくさん水分が出ていったときは、その分、水を飲む量も０・５～１ℓを目安に上乗せしてください。また、お酒には利尿作用があるので、お酒を飲むときは同時に水も飲むようにするといいでしょう。

1日の飲水量は体重×30㎖が基本の考え方

毎日の暮らしで自然と体から出ていく水分を新しい水で補っていれば、体の水分量は適正に保たれます。通常私たちが1日に排出する水分は、尿や便から1100〜1600㎖、吐く息から約400㎖、皮膚からの蒸発が約600㎖。合計およそ2100〜2600㎖です。一般的な食生活を送っていれば、食事から得られる水分が約800㎖、体内での脂肪分解などによって得られる代謝水が約300㎖あります。つまり、残りの1000〜1500㎖を飲み水で補う必要があるという計算になります。

水分補給が足りなければ脱水症状に陥ってしまうし、排出が追いつかなければむくみます。代謝が悪いと体内に水が滞りがち。健康のためにできるだけ体を動かし、水分代謝の良い体作りを目指しつつ、1日の目標飲水量を約1・5ℓに。体格によっても差があるので、「体重×30㎖」と覚えておいてもいいでしょう。

非常に大量の水を飲む健康法もありますが、適量以上の水を飲んでも、意味はありません。体はバランスをとるため排出しようとするだけで、排尿回数が増えたり、腎臓に負担がかかって逆効果です。必要飲水量を知って、適切な量を守ることが大切です。

1日に約1.5ℓが標準

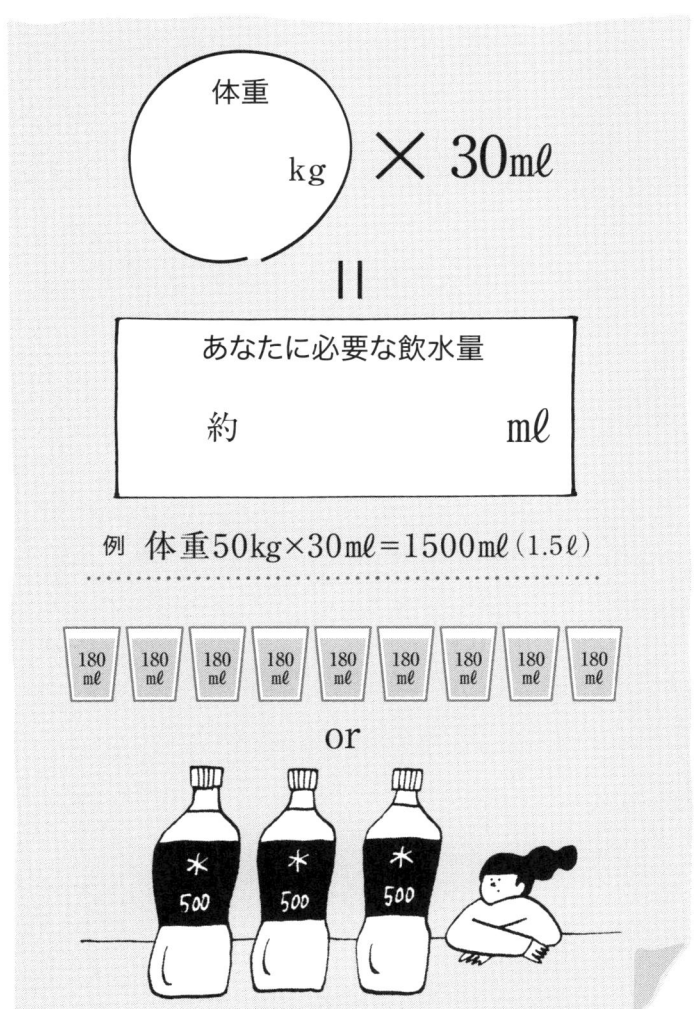

体重 kg × 30mℓ

＝

あなたに必要な飲水量

約 mℓ

例 体重50kg×30mℓ＝1500mℓ（1.5ℓ）

or

一気に飲んでもダメ 小分け飲みにするのが基本です

水を飲むことが健康に良いとわかると、一気飲みを繰り返し、結果的に大量の水を飲んでしまう人がいますが、これは健康法の落とし穴。体にいい食べ物でも、たくさん摂ればいいわけではないように、水も飲み過ぎると排出されてしまうだけでなく、逆に体に負担がかかってしまいます。

適度なのは、1日の飲水量を最低でも7～9回に分けて飲むことです。一般的なコップ1杯は180～200㎖です。一度に吸収できる水の量は200～250㎖が上限。500㎖のペットボトルなら、3回程度に分けて飲むのがいいでしょう。すると、水が体内にスムーズに吸収されます。できれば、硬水のミネラルウォーターを選ぶこともポイント。チビチビ飲むことで、ミネラル類が細胞にしっかりと届けられます。

このチビチビ飲みは、トップアスリートたちが、疲労しにくい体を作る目的でも実践しているそうです。アスリートの場合は運動による発汗があるため総飲水量が多いので、それほど硬度の高くない水を飲むようですが、私たちが日常生活で飲む場合、効率良くミネラルを摂れる硬水がおすすめです。

水の一気飲みは恐ろしい水中毒の危険性あり

水を過剰に飲み過ぎると、ケイレンや嘔吐、呼吸困難、昏睡《こんすい》状態といった中毒症状が起こることがあります。これを水中毒と言います。一例として2007年にこんな事件がありました。アメリカのラジオ局のトーク番組が「トイレに行かずにどれだけ水を飲めるか」というゲームを催したところ、28歳の女性が6・5ℓもの水を飲み、その数時間後に死亡したのです。死因は水中毒でした。

体内水を尿として排出する機能を持つ腎臓が、1日に処理できる水の量は、1・5〜2ℓ程度。急に許容量を超える水がとり込まれると、処理しきれない水によって重度のむくみが起こります。臓器に異常をきたし、ひどいときには死に至ることも。夏の暑い日などは、渇きにまかせて一気飲みしがち。しかし、過剰な水分摂取は水中毒を招きかねません。一気飲みした後、体に異変を感じたら受診するくらいの慎重さを。

ただし、発汗や下痢などで大量に体内水が排出されてしまったときは、その分の水分補給は必要です。水は飲む量と出ていく量のバランスを意識するのが大切。ダイエットのためにと大量に、苦しくなるほど飲むのは厳禁です。

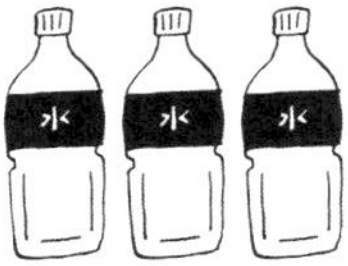

1ヵ月で体内の水が入れかわるサイクルが正常です

体の約60％は水分。うち1日に失われるのは2・5ℓ程度です。日々失われた水分量をきちんと補給できていれば、約1ヵ月で体の中の水はすべて入れ替わります。飲む水が足りないと、体は一定の水分量を維持するために、古い水分をいつまでも抱え込むようになります。

古い水分には排出すべき毒素なども含まれていて、この代謝異常は、ある意味隠れ脱水状態。不調の原因にもなるので、悪い水は出し、新しい水に入れかえて、体内水のめぐりが良くなれば、体調も良くなります。

水の代謝をさらに効率アップさせるには、排出する力をつけることが重要です。飲んだ水は尿、汗、吐く息などで排出されていきますが、尿として排出する量が多過ぎると腎臓に負担がかかるので、汗や呼吸からも積極的に排出できるのが理想的。

ウォーキングやストレッチなどの軽い運動は、汗と呼吸の両方から水分を出せるので、ぜひ生活習慣としてとり入れてみてください。しっかりとぬるめの湯船に浸かるのも有効です。

毎日2.5ℓを入れかえる

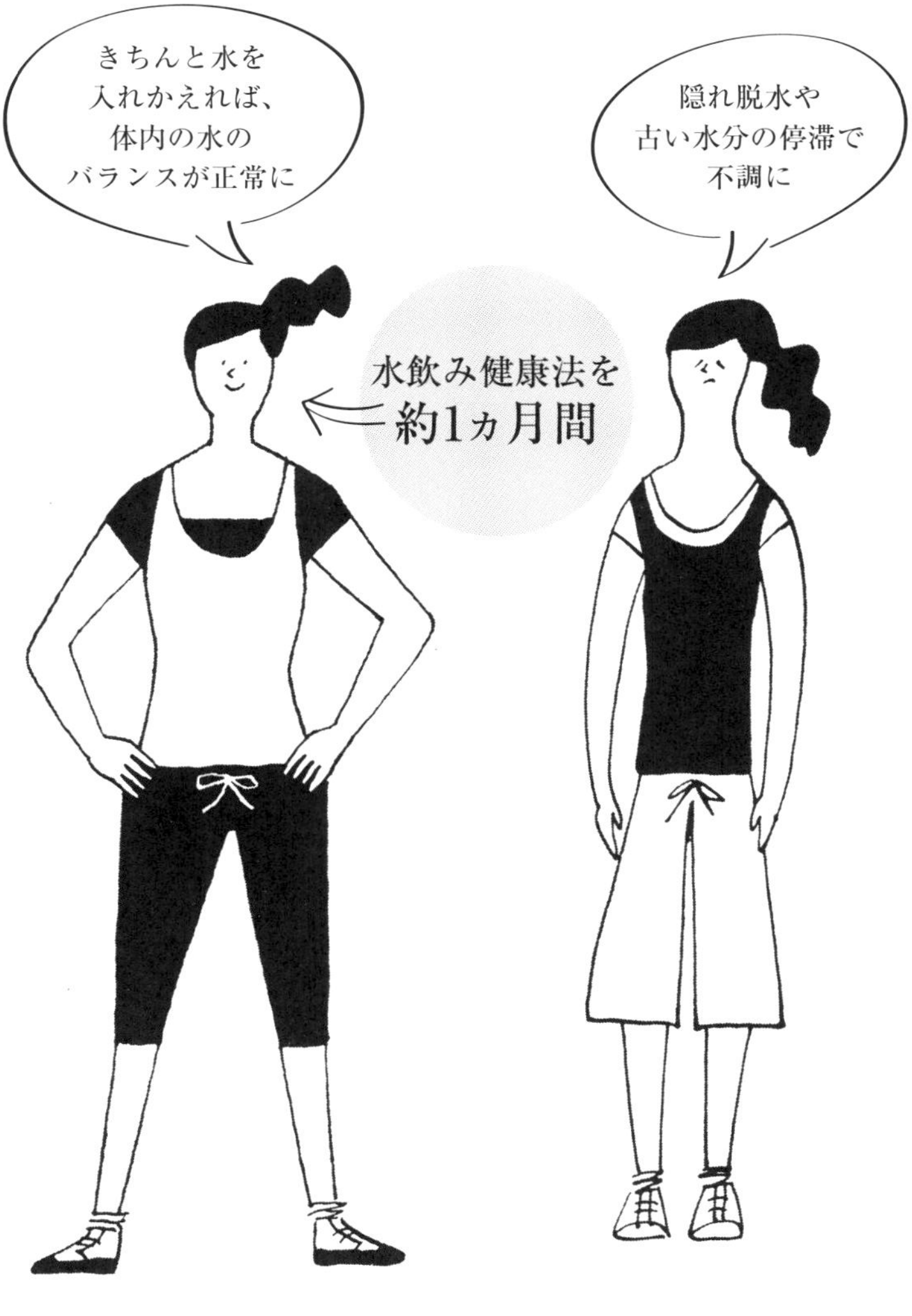
きちんと水を
入れかえれば、
体内の水の
バランスが正常に
隠れ脱水や
古い水分の停滞で
不調に
水飲み健康法を
約1ヵ月間

水を正しく飲むための大切なルールを知っておきたい

ここまでで、水を飲んで健康になるには、いくつかのルールがあることを知ってもらいました。水を飲むのは体に良いことですが、飲み方次第ではその効果が半減するばかりか、体に負担をかけてしまうことも。とはいえ、難しく考える必要はありません。水を飲む健康法の基本となる6つのルールを押さえれば、誰でも正しい水の飲み方ができます。

覚えておきたい水の飲み方 6つのルール

3：5：4ルール

チビチビ飲みは3：5：4が基本。起床から昼食までに3、昼食後から夕食までに5、夕食後から寝るまでに4の割合で水を飲むというルール。時間ではなく、食事と睡眠を基準にする。この間に、仕事や運動を組み込むなど、暮らしを見つめてみることが大事。

常温の水を選ぶ

暑くてすぐに体を冷やしたいときなど、どうしても冷たい水が飲みたいとき以外は、常温の水がおすすめ。冷たい水は爽快感があるけれど、内臓や筋肉を冷やしてしまう。最近ではコンビニやスーパーでも常温の飲料を扱っているので、冷たい水に手を伸ばす習慣を見直してみて。

Rules

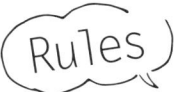

むくむから水を飲まないは×

「むくむから水は控えている」という人がいるけれど、これは間違い。水を控えれば一時的には体内の水分量が減り、むくみがとれたように感じるけれど、実はさらに慢性脱水症を悪化させる。正しいチビチビ飲みで体内の水とミネラルのバランスをとることが重要。

寝る直前には水は飲まない

水は小分けにしてチビチビ飲み。でも就寝中は飲めないので、目覚めてすぐにまず1杯飲むのは◎。寝しなに水を飲むのはNG。夜中にトイレに起きると質の良い睡眠を妨げる。入浴後に喉が渇き、水が飲みたいと感じるなら、適量の水を飲むのはOK。

いつも同じ水と決めない

体に必要な水はその日によって違う。運動をしてたくさん汗をかいた日は中硬水をたっぷり。運動量が少なくむくみやすい日にはカリウムの多い硬水を選ぶ、胃腸の調子や疲労感など、体の声に耳をすまして、そのときの自分に合った水を選ぶのが正解。

清涼飲料水を水がわりにしない

スポーツドリンクやビタミンC飲料を飲んでいるから水は足りているというのは間違い。コーヒーやお茶も同様。利尿作用がなくても、糖分の多いものも。ビールやワインなどのアルコール類も、水のかわりにはならない。「水」以外の飲み物で、体内水を補おうと考えないのが基本。

喉が渇いてからでは遅いのです。少しずつ飲む習慣に

体内水のトラブルで怖いのは、毎日の生活であまり水を飲まないために起こる慢性脱水症状と書いてきました。知らないうちに水分不足に慣れてしまい、喉が渇く、口が渇くといった感覚がないので、脱水している自覚がないのです。

人は普通の生活をしているだけで、1日2・5ℓ程度の水が必要ですが、それを補うタイミングを体がマスターできていないと原因不明の不調が起こります。スポーツをしたり、入浴して体温が上がると「喉が渇いた」と感じる人はまだ軽症ですが、デスクワークや軽い家事しかしていないので、喉が渇くことがない生活こそが危険です。

水の飲み方で大切なのは、喉が渇いたから水を飲む、飲みたいときに飲むのではなく、喉が渇く前にこまめに飲むことから始めることです。オフィスでデスクにコーヒーやお茶のペットボトルを置いている人をよく見ますが、これを水のボトルにかえてみてください。コーヒーやお茶には利尿作用があり、口の中は潤っても、体内の脱水はさらに進行してしまいます。これをミネラルウォーターにかえてチビチビ飲みをするだけで、水の損失量を減らすことができます。

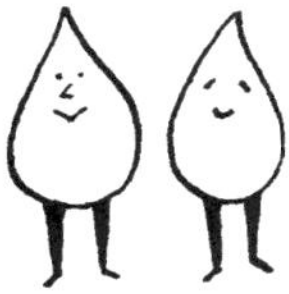

水不足を防ぐにはプログラム飲みがおすすめです

本来もっている水飲みの感覚を失っている現代人は、喉の渇きを目安にしていたら慢性脱水症になってしまう可能性があります。正しい水の飲み方の第一歩は、計画を立てて水を飲むことです。そのためには1日の水飲みプログラムを組むといいでしょう。朝目覚めたとき、通勤などで動いた後、食事の前や食事中、乾燥しがちなオフィスで、そして水分が失われる入浴の前後……と、1日の中でも水を飲むべきタイミングが何度もあります。就寝前などは、安眠を妨げるので1～2時間前に水飲みは終了。

ほとんどの場合、水を適量飲み続けることで体調は良くなります。お腹をこわして下痢が続くと水を飲んではいけないと思うこともありますが、下痢をしていたり、トイレが近くなったりするのがイヤだからと水を飲まないのもNG。脱水が進んでますます不調になってしまいます。体調が優れないときや病気のときは、水の温度に気をつけて常温やぬるま湯がおすすめです。

ただし、腎臓に不調がある人は医師に相談を。ほかにも、現在病気を治療している人は、水飲み習慣をスタートする前に、かかりつけ医に相談しましょう。

こまめな水飲みのヒント

水の飲み方1日プログラム例

1日の中で、小分けして水を飲むための例を紹介します。

基本は喉が渇いたときに、コップ1杯程度の水を飲めばいいのですが、朝目覚めたとき、通勤などで動いた後、食事の前や食事中、乾燥しがちなオフィスでの業務中に数回、そして、水分を放出する入浴前までは必須。

起床

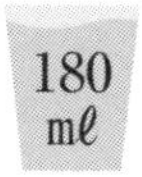

朝、目が覚めたら水で目覚めのスイッチを入れる。睡眠中に失った水分を補充し、胃腸を活動モードにする大切な1杯!

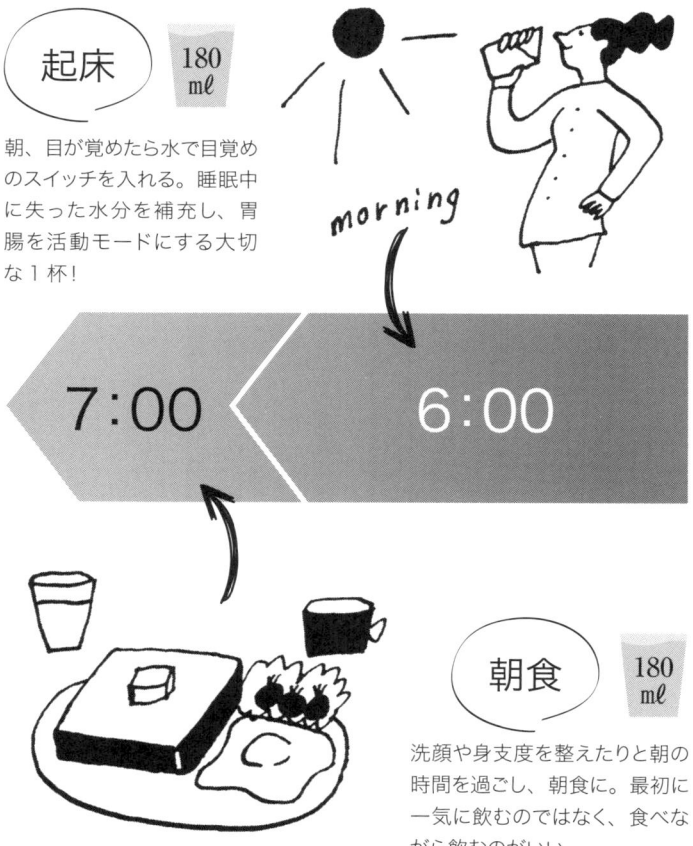

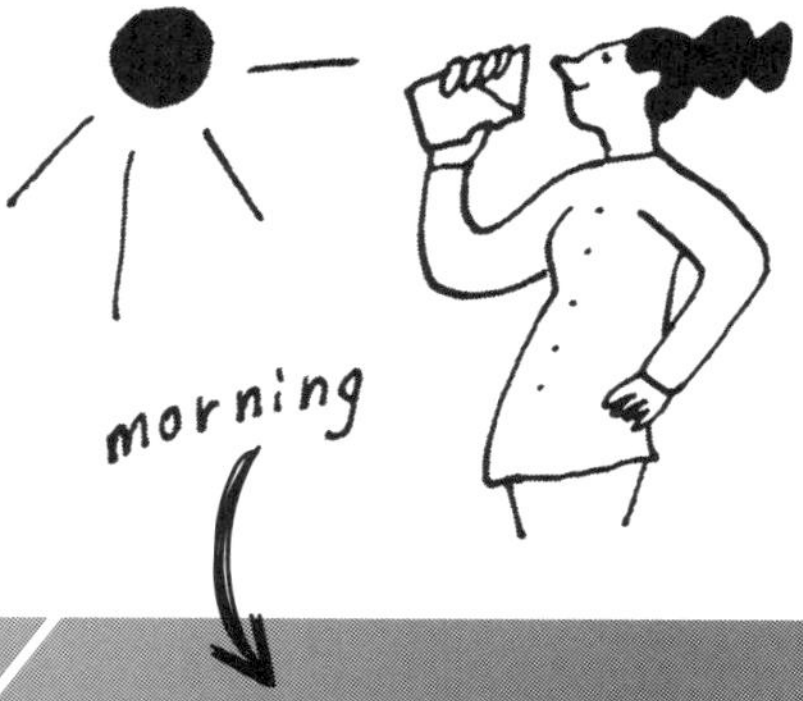

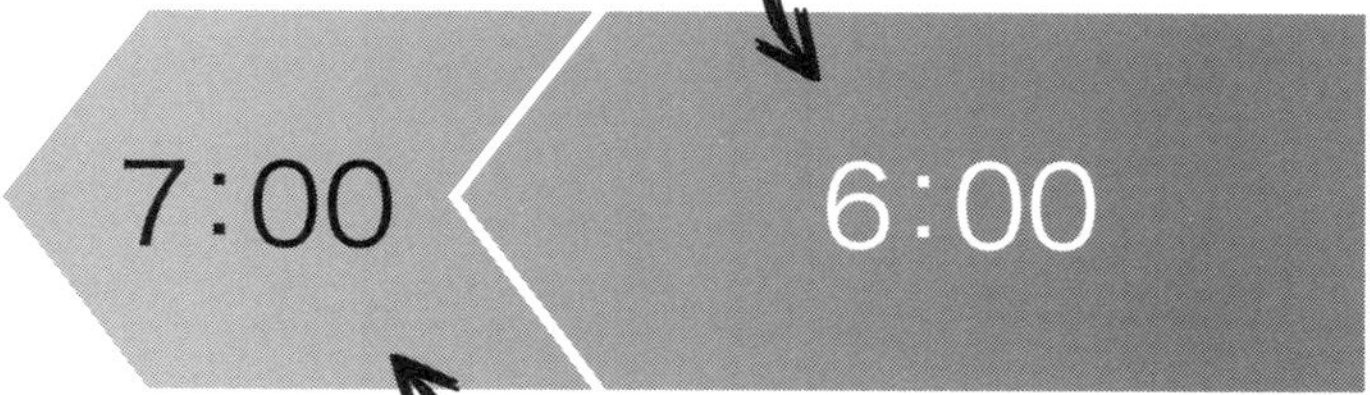

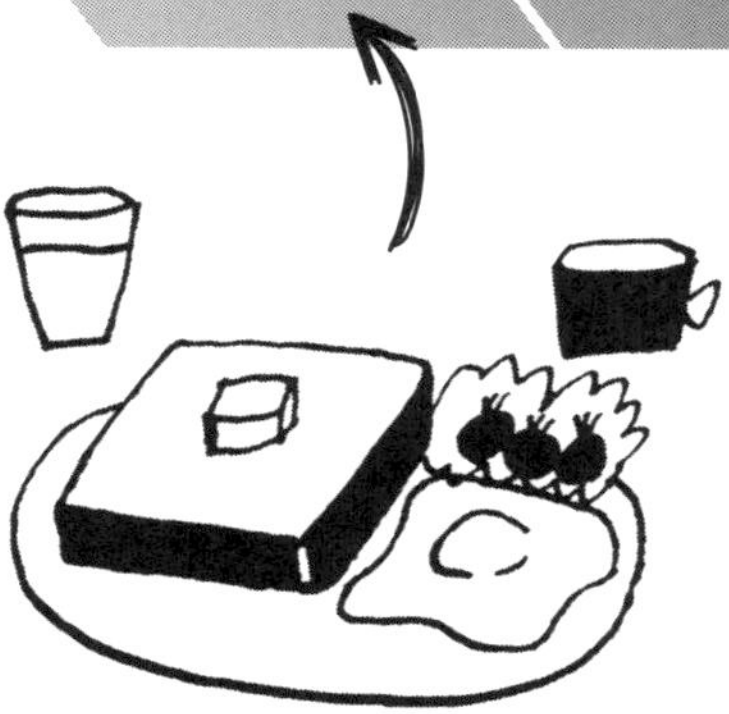

朝食

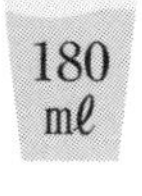

洗顔や身支度を整えたりと朝の時間を過ごし、朝食に。最初に一気に飲むのではなく、食べながら飲むのがいい。

朝

1日の始まりは、眠っている体を起こす目覚めの1杯から。水が体に行き届けば、細胞もイキイキ！　エネルギッシュに活動するためにも、しっかり水分補給を。

9:00

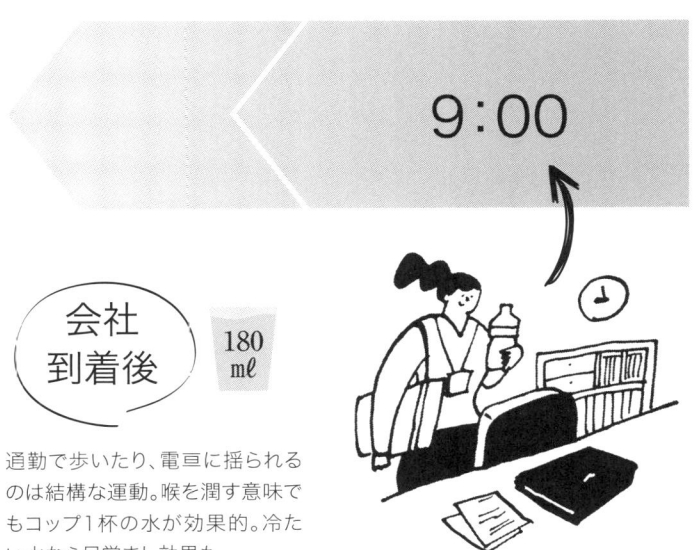

会社到着後

180 mℓ

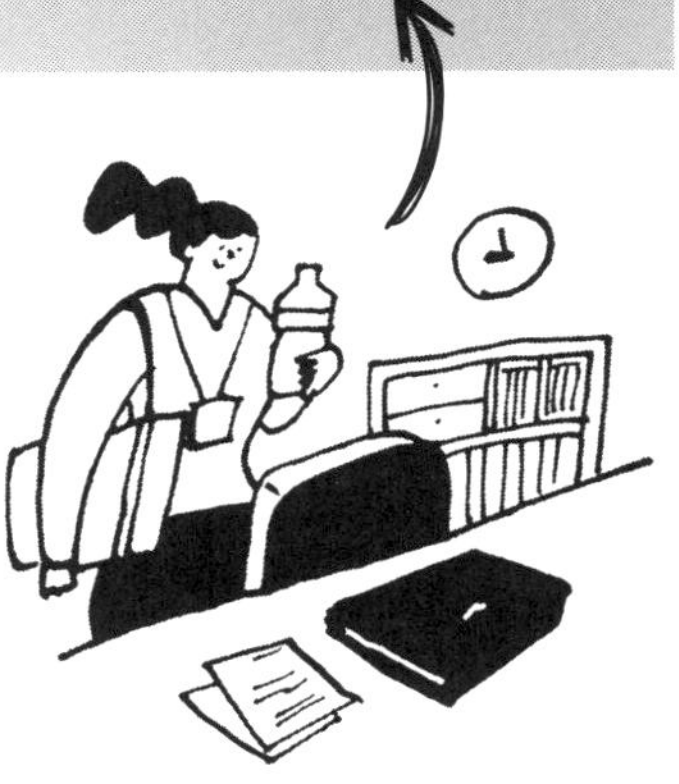

通勤で歩いたり、電車に揺られるのは結構な運動。喉を潤す意味でもコップ1杯の水が効果的。冷たい水なら目覚まし効果も。

昼

日中活動しているときも、水をお供に。ペットボトルやマイボトルを持ち歩くなどの工夫を。体の中で常に水を循環させて、疲れやむくみを予防して。

12:00

昼食

180 mℓ

昼食前にまず1杯水を飲む。ダイエットには食前に炭酸水を1～2杯飲むのもいい。食欲不振なときや、夏季には食前に炭酸水を100～150mℓ飲み、食中はミネラルウォーターを！

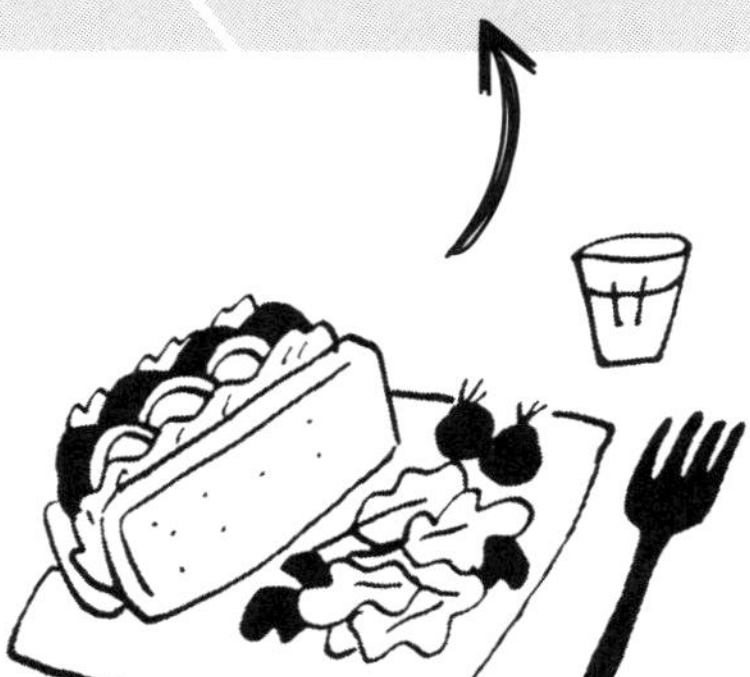

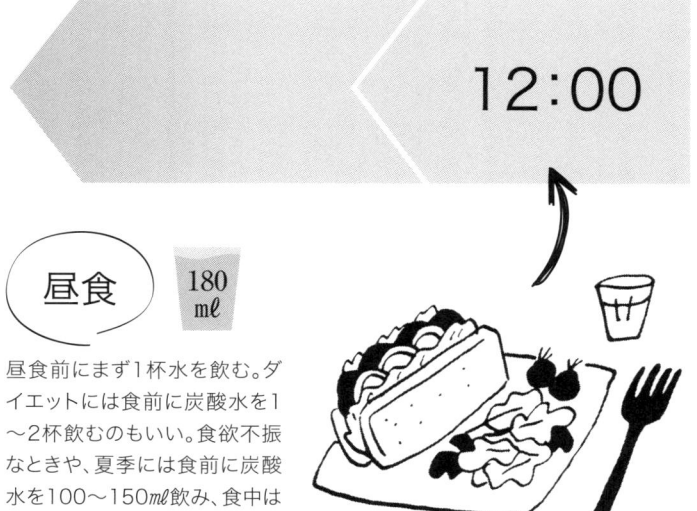

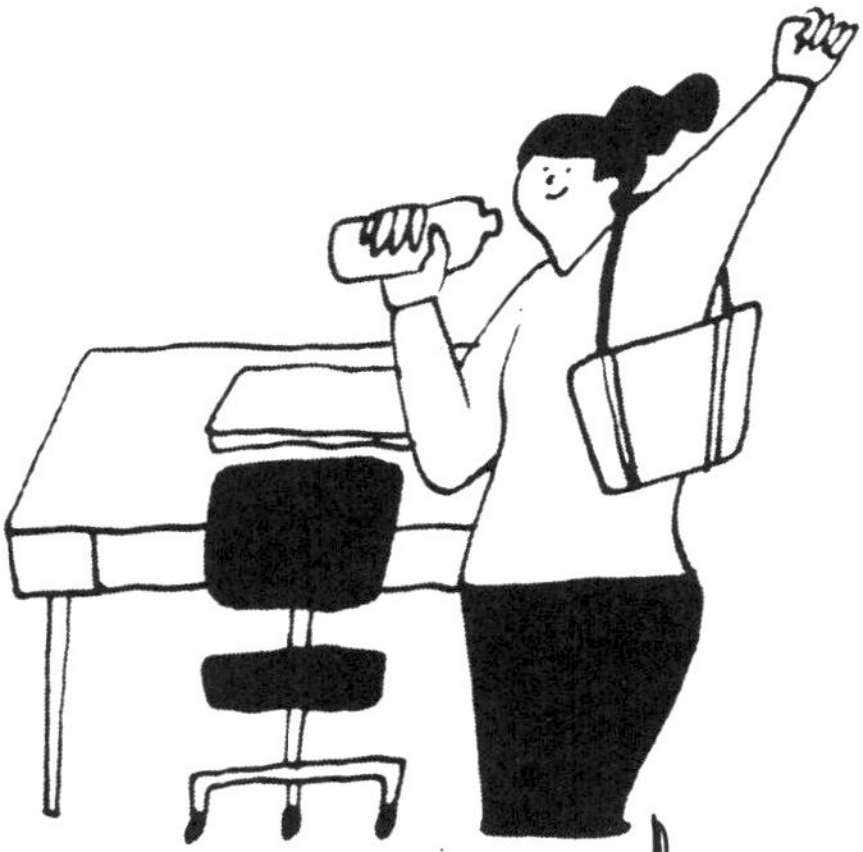

退社前

180 mℓ

リセットして、帰路につく前にもコップ1杯の水を飲むと帰宅のエネルギーに。水で口や喉が潤うと、外気との間にバリアが作られ、風邪のウイルスや花粉などを遮断する働きも。

18:00　16:00

仕事中

180 mℓ

つい脱水状態になりがち。オフィスはエアコンで乾燥ぎみなので水分補給は大切。午後2回以上飲んで。冷えると、温かいお茶やコーヒーを飲みたくなるけれど、カフェインは血管を収縮させるので逆効果。常温の水やぬるめの白湯を。

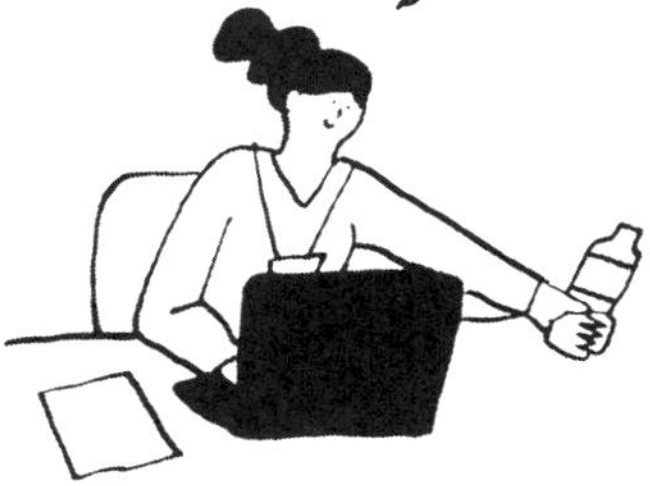

夜

1日の終わりに向けて、徐々にゆるんでいく体。ねぎらうように潤いを補給して。睡眠でしっかり体を休ませるために、水飲みも寝る1～2時間前には終了を。

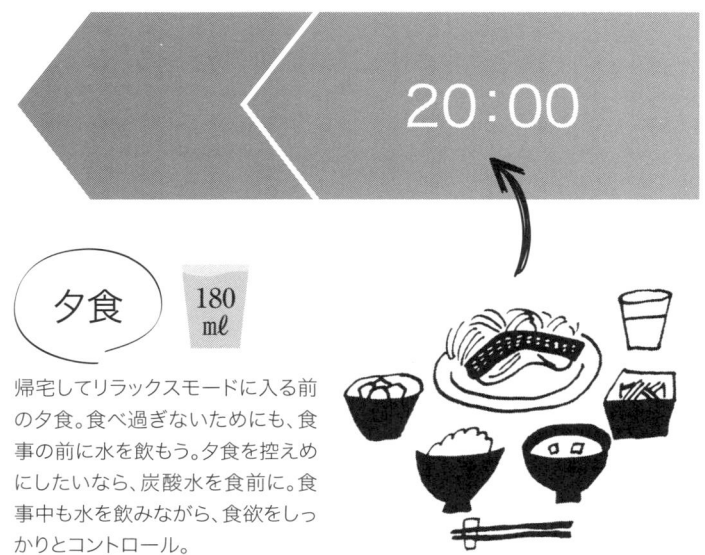

20:00

夕食

180 mℓ

帰宅してリラックスモードに入る前の夕食。食べ過ぎないためにも、食事の前に水を飲もう。夕食を控えめにしたいなら、炭酸水を食前に。食事中も水を飲みながら、食欲をしっかりとコントロール。

入浴前

180 mℓ

健康のためにはしっかりと湯船に浸かりたい。入浴は案外水分を排出するので、事前にコップ1杯の水を飲むと、汗がたっぷりと出て、老廃物の排出も促進される。

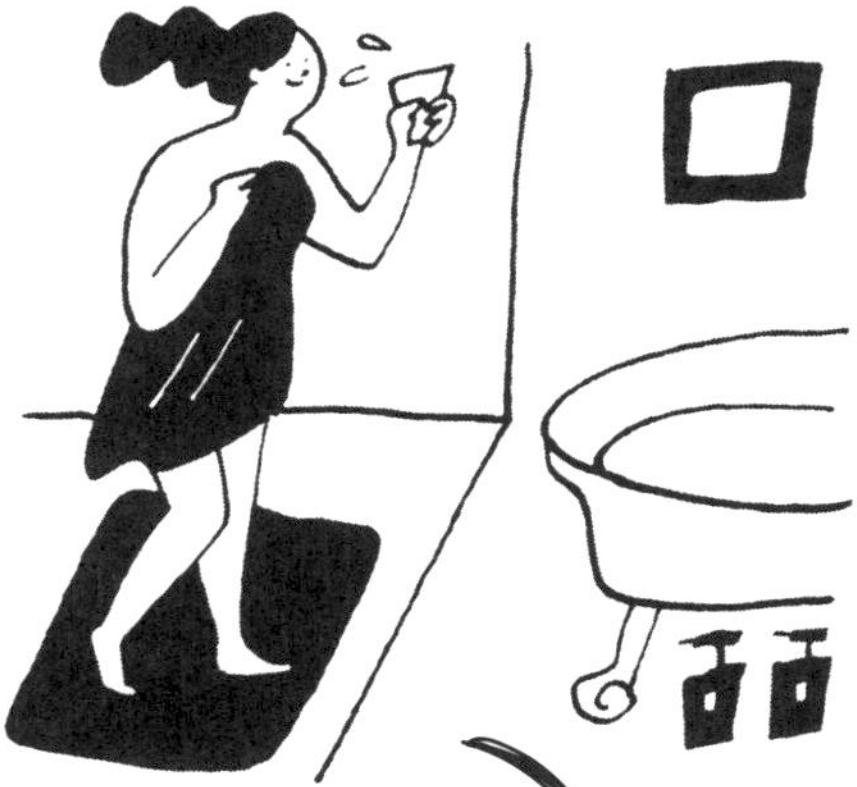

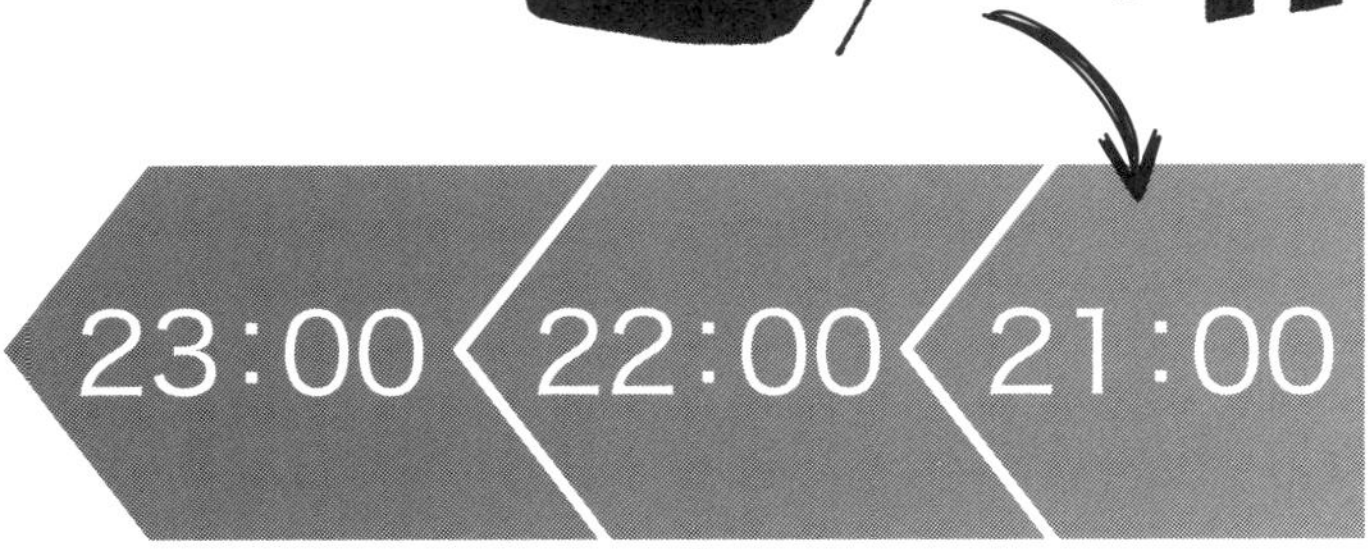

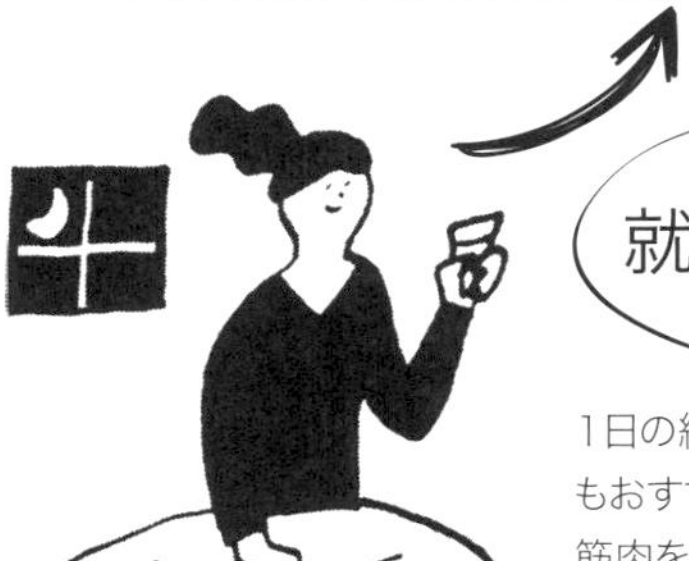

就寝1時間前

180 mℓ

1日の終わりには、体をほぐすストレッチやヨガもおすすめ。コップ1杯の水を飲んでゆっくりと筋肉をほぐすと、副交感神経が優位になり、良い睡眠に。睡眠中の水分の補給になるが、寝る直前に飲むのはNG。

こんなときにはプラスアルファの水が必要です

水の飲み方プログラムで紹介した飲水量は、一般的なデスクワークや家事などをしている、軽度から中程度の運動量の人の基準量です。スポーツをしたり、夏の気温の高い日、仕事などで高温環境にいる人、緊張や興奮で汗をかく場面が多い人は、発汗で失われた水分を上乗せして補わなければなりません。

通常の水分の入れかわりなら、必要な飲水量と一般的な食事を摂っていれば、摂取する水はなんでもＯＫ。自分に合った硬度やミネラルの含有量の水を選びましょう。選び方のヒントは３章で紹介しています。もちろん、水道水や浄水器の水でもかまいません。ただし、先ほど紹介したような、発汗量が多く標準以上の水が必要な場合には、汗とともにミネラルも奪われている可能性があります。ミネラル不足は熱中症などを引き起こすことがあり、ミネラルの補給ができる硬水を選ぶのが良いでしょう。

塩分は敵視されがちですが、ナトリウム不足は重大なトラブルにも。スポーツでの発汗、炎天下やサウナなど高気温下での大量の発汗では塩分を補う必要がある場合もあり、経口補水液などがおすすめです。97ページで紹介している手作り補水液もお役立ち。

標準以上の水が必要な場合

発汗分の補充

↑

発汗

気温、運動、緊張や興奮による体温の上昇を抑えるために発汗し、汗が蒸発する際の気化熱で体温を下げ、生命を維持する機能が働く。

↑

運動　**緊張や興奮**　**気温の上昇**

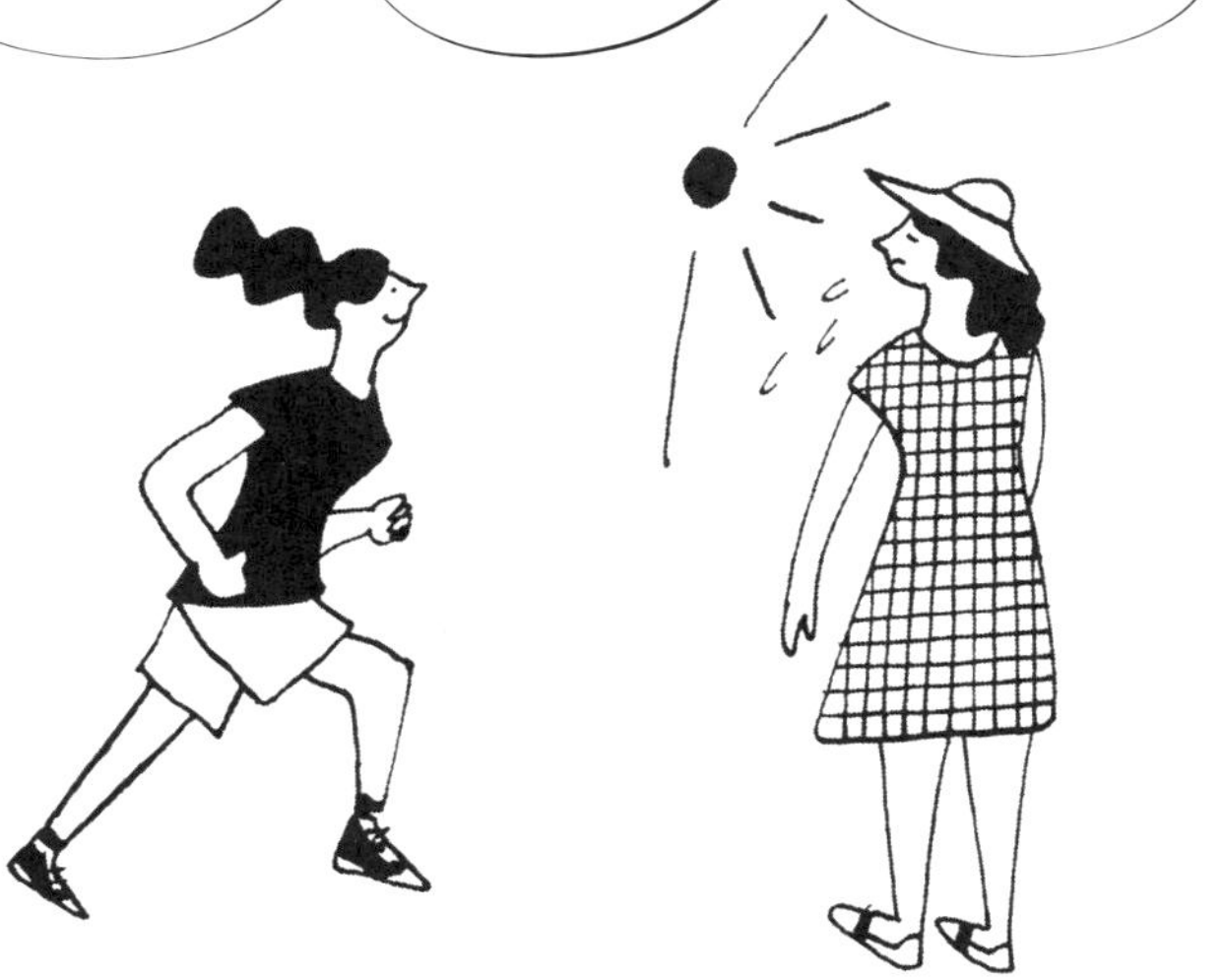

水を飲む健康法はジュースや汁物ではできません

水は味気ないので「水以外のもので水分補給したい」という質問がよくあります。水のかわりになる飲み物もありますが、水を飲む健康法の場合は、あくまで水を飲みます。水にはミネラル成分以外何も入っていませんが、そのほかの飲み物の場合、いろいろな成分が入っているために、選び方が複雑になってしまいます。健康に良さそうな緑茶やウーロン茶でも、それぞれ長所や短所があり、利尿作用（水を排出する作用）がある場合も少なくありません。基本的に水以外はかわりにはならないと考えましょう。

特にみそ汁などの汁物は必ず塩分が入っているので、水分補給として普段より多く飲むと塩分過多になり、ミネラルバランスがくずれるだけでなく、血圧も心配。果汁100％のジュースやスムージーも健康に良さそうですが、実は果糖が多くてカロリーオーバーになることも。スポーツドリンクも糖質を多く含むので、飲み過ぎると肥満が心配です。水を飲む健康法はあくまで水で実践し、それ以外の飲み物は別ものとして考えましょう。

コーヒーやお茶も水のかわりにはならないです！

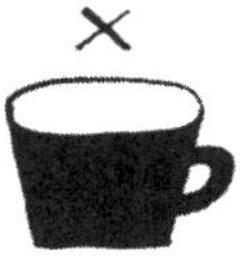

コーヒーやお茶を日常的に飲み、それで水分補給ができていると思っている人がいますが、これも間違いです。緑茶やウーロン茶、健康茶の成分は健康効果がうたわれていて、体に良いものがたくさんありますが、そのお茶にも表裏があることを見極めなければなりません。例えば緑茶のカテキンは脂肪の燃焼効果などが認められていますが、反面、緑茶には利尿作用があり脱水傾向に。カフェインも含まれているので、自律神経が交感神経優位になりがちという面も。水ならば、ミネラル以外に何も含まれていないので、体へ余計な影響を与えずに水分だけを補給できます。コーヒーやお茶はあくまで嗜好品として少量を楽しみ、体内水の補給としては水を飲みましょう。デスクワークのときにパソコンの傍らにお茶やコーヒーを置いている人は、これを水にかえるだけで体内水のトラブル解消の最初の一歩に。

また、お酒にも利尿作用があります。水分補給どころか出ていく水分が多くなるため、お酒を飲むときは水も一緒に飲みましょう。このように、飲み物の種類はたくさんありますが、日常的な水分補給にはまずは水を選ぶと覚えておきましょう。

水不足による熱中症に要注意！ 手作り補水液が役立ちます

炎天下にいなくても、急激な体温の上昇や脱水症状を伴う熱中症になる人が増えています。特に高齢者は体温調節機能が低下している上に、暑いと感じる感覚が衰え、気づかぬうちに重篤な熱中症になり、命を落とす人もいます。また、ウォーキングやランニングで大量に発汗すると、汗とともに塩分も排出されます。喉の渇きにまかせて水や冷たいお茶だけを飲んでいると、塩分不足になり、体は塩分バランスをとろうとしてさらに水を排出します。すると脱水症状が進行し、上昇する体温の調整もできなくなって、熱中症に。暑い日やスポーツで大量に発汗したときには、水分とともにミネラル分、特に塩分を補うことが大切です。同時に、上昇した体温を下げるには適度なエネルギーも必要です。そのため、熱中症の対策には、バランス良くミネラルや糖分が含まれるスポーツドリンクや経口補水液が適しています。

厚生労働省の基準に基づき1００㎖に対しナトリウムを40～80㎎含む熱中症予防の飲料水や、食塩にブドウ糖をプラスした体液に近い成分の飲料を経口補水液と言います。急な熱中症には手作り補水液でもＯＫ。塩分と糖分を補えば応急処置になります。

熱中症にいい手作り補水液の作り方

真夏の炎天下はもちろん、室内でも急激な脱水症状や体温上昇をともなう熱中症になる人が増えています。そんなときの対策を覚えておいて!

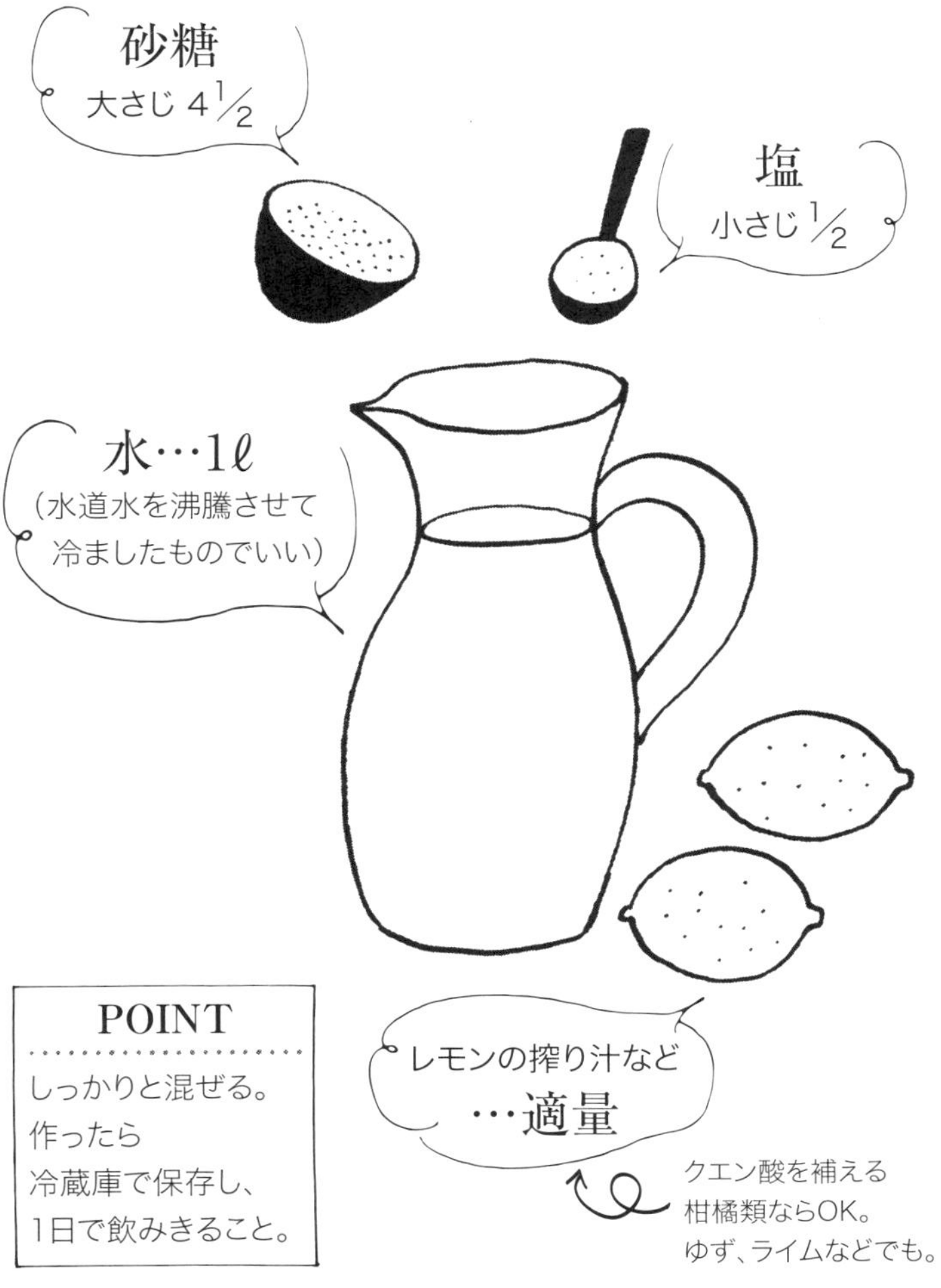
砂糖
大さじ 4 1/2
塩
小さじ 1/2
水…1ℓ
(水道水を沸騰させて冷ましたものでいい)
レモンの搾り汁など
…適量
クエン酸を補える
柑橘類ならOK。
ゆず、ライムなどでも。

POINT

しっかりと混ぜる。
作ったら
冷蔵庫で保存し、
1日で飲みきること。

夏に限らない！ 冬の水不足にも要注意です

夏は熱中症などで脱水症になりやすいイメージがありますが、実は冬でも脱水症になることがあります。夏は暑さのため喉の渇きを感じやすく、それが水分補給のきっかけになりますが、冬場は寒いので喉の渇きを感じにくくなります。汗をかくことも少ないので、ついつい水分補給を忘れてしまいがちに。しかし、冬は空気が乾燥しているため、想像以上に体の水分が奪われています。

エアコンなどの暖房も体の水分を奪います。喉が渇いていなくても、こまめに水を飲むように心がけましょう。温かい飲み物で体を温めたいときも、ぬるま湯や白湯が体内水キープに。加えて、加湿器で室内の湿度を50～60％になるようにコントロールすることも脱水症の予防になります。電気毛布も体の水分を奪うので、眠る前にスイッチを切りましょう。冬場の脱水症が目立っているので心配りが大切です。

また、風邪をひいて嘔吐や下痢の症状があるとき、咳やくしゃみが続くときも、その分、体から水分が出ていきます。熱が上がると汗もかきます。ただでさえ弱っている体が脱水症にならないよう、風邪をひいたときも水分補給を忘れずにしてください。

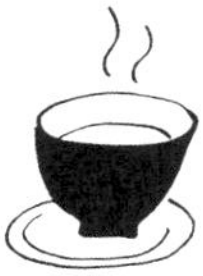

年をとると喉の渇きに鈍感になっていきます

高齢になるほど水分不足になりやすくなります。いちばんの理由は、水を飲みたいと感じる「渇中枢」の働きが衰え、水を飲むきっかけが減るからです。体温を調節する機能が低下し、暑さを感じなくなることも、水を飲まなくなる原因です。また、認知症の傾向がある人は、自分がいつ水を飲んだか忘れてしまい、長時間飲まずにいても平気なことも。認知症でなくても、体力の低下で動くのが億劫になり、水を飲む行動も面倒なことから知らず知らずのうちに水を飲む回数が減りがちです。

高齢になると、自然と体内水のめぐりは滞ります。筋肉は水分を多く含んでいますが、高齢になると筋力が落ちるため、体内の水分量も減ります。加えて体内水を調節する腎臓の働きも落ちています。高齢者ほど、しっかりと水を飲み、体内水をめぐらせることを意識する必要があるのです。

そのために、普段いる部屋のすぐに手が届く場所にペットボトルやポットなどの水を置いておき、いちいちとりに行かなくても喉が渇く前にこまめに水が飲めるように工夫することも大事です。

冷たい水はくせになり、水感覚が狂ってしまいます

水を飲むときに重要なのが、温度です。夏の暑い日は、氷を浮かべた冷たい水を一気に喉に流し込むのが爽快です。しかし、健康のために水を飲む習慣では、これはNG。冷たい水は爽快感を得られますが、胃腸を中心に体を内側から冷やします。すると内臓機能が落ち、自律神経のバランスもくずれてしまいます。

また、胃腸が冷えると下痢や便秘、胃もたれが起こります。食欲も湧かなくなるので、食事の量が減り、夏バテを招きます。バテると新陳代謝も低下し、体内水がめぐらず、むくみも起きやすくなります。夏の不調は、実は冷たい水にも原因があるのです。

また、冷たい水には「嗜癖性《しへきせい》」があります。嗜癖性とは、お酒やタバコのように、それに依存してしまい、止めたくても止められなくなること。夏の冷水は爽快ですが、その爽快感を求めて水を飲んでいると、摂取過多になってしまいます。ただでさえエアコンなどで体温を調整する機能が落ちる現代の夏、健康のためにはあえて常温の水を飲みましょう。ちなみに、冬の温かい飲物には、嗜癖性はありません。白湯は冷水と違って身体機能を促す働きがあるため、積極的に飲んでも問題ありません。

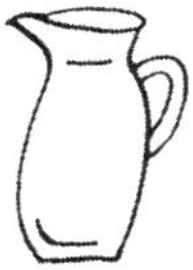

常温の水は腸の活動を活性化してくれます

常温の水には、腸内環境を整える作用があります。例えば便秘は、腸内の水分不足が原因のひとつ。水を一定量飲むことで、腸にたまった老廃物に水分が行き渡り、便をやわらかくしてくれます。また、水は腸自体の動きも促してくれるので、蠕動運動で便を押し出す力が戻ってきます。さらに硬水のミネラルウォーターには、マグネシウムなど便秘解消効果のあるミネラル成分が含まれており、常温で飲むのが最適。ただし、硬度が高い水はお腹がゆるくなることもあるので、様子を見ながら試して。

前述しましたが、キンキンに冷えた水はくせになるので、注意が必要です。腸内環境は、冷たい水ではなく、常温の水でこそ整うと覚えておいてください。健康に役立つ水の飲み方では、常温の水を推奨します。

最近は常温の水の良さが注目されつつあり、コンビニなどではあえて常温の水を販売するコーナーもできています。家庭でも、つい水を冷蔵庫に入れたくなりますが、常温で保存を。ただし、浄水器の水をポットなどに入れて長時間置くのは雑菌が繁殖することもあるので短時間に。

いつもの水をバージョンアップ

慢性脱水症を解消するには水道水でも軟水でもOK！ でも、より効果を得たいなら、カルシウムやマグネシウム、カリウムなどを含む硬水がベターです。ちょっと口当たりにくせのある硬水をおいしく飲む方法、身近な軟水にプラスアルファする方法をご紹介します。いずれも、カフェインや糖分が含まれず、気分転換に役立つものばかりです。

フレーバーウォーターに

水に国産レモンのスライスを浮かべる

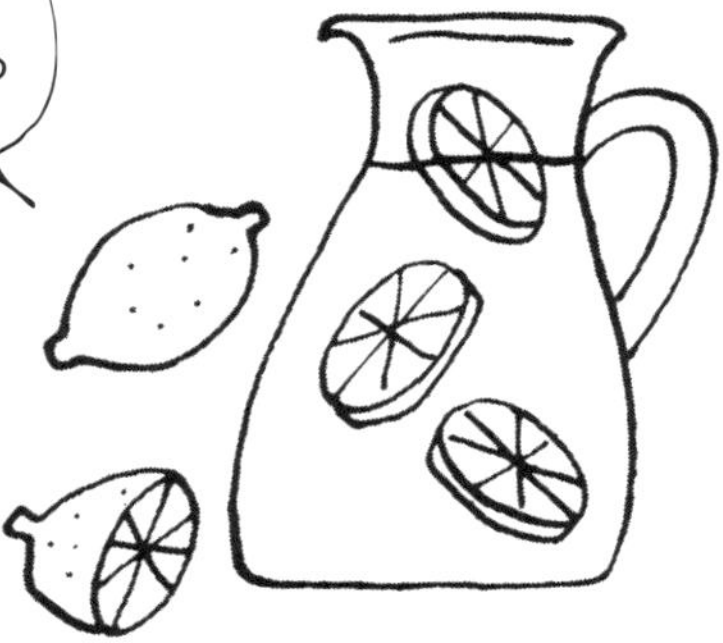

レモンにはたっぷりのクエン酸が含まれ、疲労回復の効果が。気分をリフレッシュするリモネンという香り成分が発散されている。果汁と違い、pHのバランスもほとんど変わらず、見た目も涼やか。

無農薬のミントをたっぷりつける

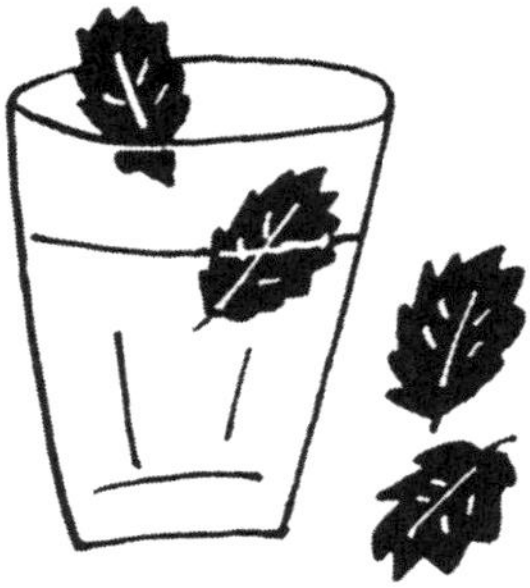

ミントの清涼な香りには、気分をリセットする効果が。ハーブティーと違い、カフェインレス。ミントは無農薬の新鮮なものを。ベランダで栽培して朝の水にプラスするのもすてき。

水をもっとおいしく

陶製ポットを利用する

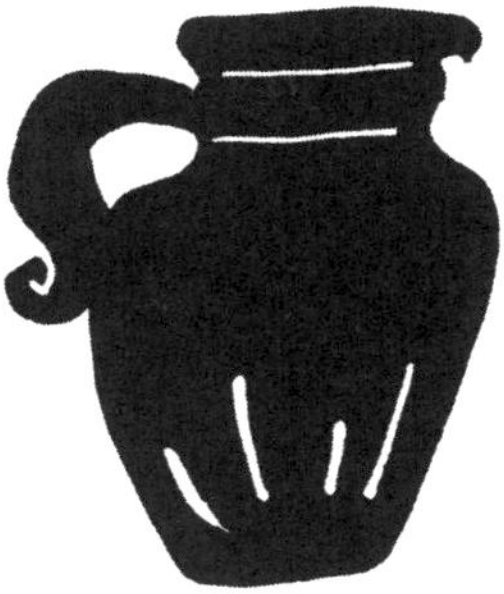

昔は水の保管にも使われていた陶器の水がめ。今でも陶製ポットが売られている。常温でもひんやりとした温度を保ち、冷蔵庫ほど冷え過ぎず、水の味わいも良くなる。ただし、ペットボトルの水を移して長時間常温に置かないこと。

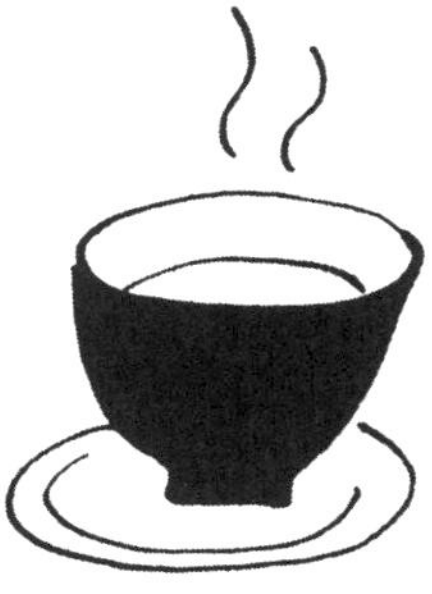

湯冷ましの白湯

体温程度の温度の水は負担がかからず、水道水は一度沸騰させるとカルキ分が飛んで飲みやすくなるメリットも。胃腸の弱い人は、朝は白湯で緩やかに目覚めても。

にがりをプラス

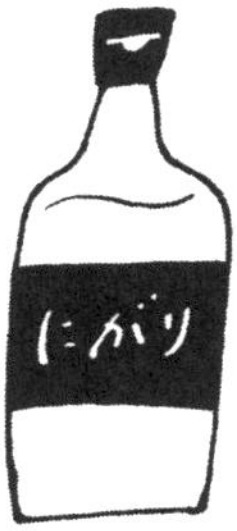

軟水にマグネシウムをプラスするなら「にがり」を。海水から塩を作ったときの副産物で、市販されている。コップ１杯の水に対し、およそ小さじ１杯を加えて1日3回ほど。

3章

体にいい水が飲みたい 水飲み習慣に最適な 水のことを教えて！

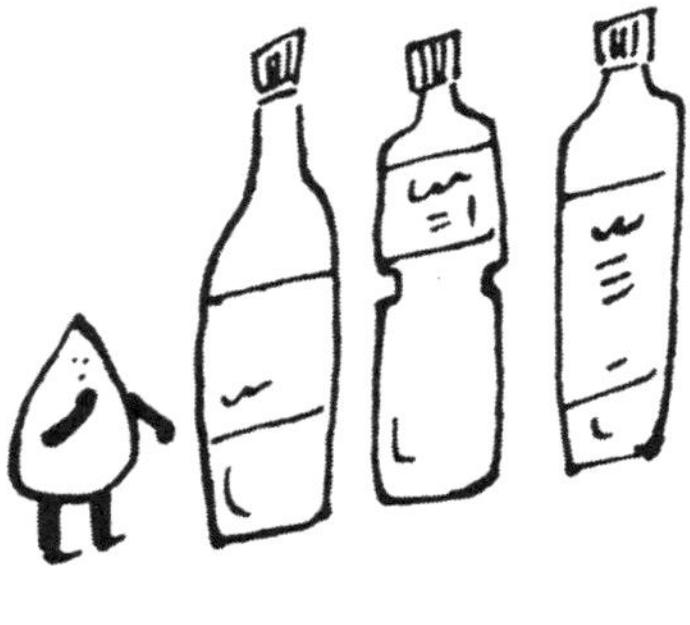

水の飲み方がわかったら、次は選び方です。
自分の健康に役立つ最適な水をセレクトし、
日々の生活にとり入れることが、
水の飲み方の大切なポイントです。
知っておきたい水の基本知識をご紹介します。
今ある不調を改善、目指す体になるには、
どんな水を飲むと良いのでしょうか。

一口に水と言ってもいろいろあります

お店に行けば、ボトル入りの飲料水が何種類も並んでいます。そのほか水道水、ウォーターサーバーや浄水器の水など、さまざまな水がありますが、何が違うのか、わからないことも多いのでは。

水は、採水地や含まれる成分などで、味も健康効果も異なります。

正しく選ぶための基礎を知っておきましょう。

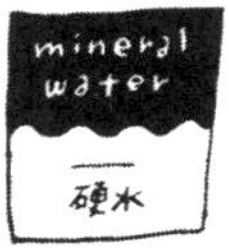

ミネラルウォーターってなに？

ミネラルウォーターとは「特定の水源から採取された地下水のうち、地層中のミネラル（無機塩類）が溶け込んだ水」のこと。雪どけ水や雨水は一度地中にしみ込み、幾層もの地層を通って濾過されながら、同時にミネラル成分を溶かし込んで流れていきます。この地下水を汲み上げたもの、あるいは湧き出している地下水をボトルに詰めたものがミネラルウォーターです。そのほか、人工的にミネラルをプラスしたボトルドウォーターもミネラルウォーター類です。

水道水は天然水に含まれる不純物やミネラル分が濾過され、H_2Oとしての水でしかありません。水道水とミネラルウォーターの違いはその点です。水を飲んで健康になるポイントは2つ。ひとつは知らず知らずに陥っている慢性脱水症を解消すること。そしてもうひとつが、水に含まれる天然ミネラルを効率良く摂ることです。不調の原因が脱水なら、水道水を飲むことで解決できます。手軽で続けやすいので水道水や浄水器を通した水でもOK。しかし、同時にミネラルの補給をし、積極的に不調改善に役立てたいのなら、ミネラル豊富なミネラルウォーターがおすすめです。

軟水と硬水の違いを知りましょう

水の種類について、まず押さえておきたいのは、軟水と硬水の分類です。分類の基準には水の「硬度」が用いられます。硬度とはカルシウムとマグネシウムの量から数値化される指標で、算出基準は国によって異なります。ＷＨＯ（世界保健機関）では水1ℓに溶けているカルシウムとマグネシウムの量を数値化した値が120㎎以上を硬水、それ以下を軟水としています。日本では100㎎以下を軟水、101～300㎎を中硬水、301～1000㎎を硬水、1001㎎以上を超硬水と分けることが多いです。

日本では山地と平野の高低差があるのでミネラルを吸収する期間が短く自然水の多くが軟水です。当然、水道水も軟水なので、日本人にはなじみのある味わいです。

飲み慣れていない硬水は、ミネラルが喉にひっかかる感じがあるなど、日本人には飲みにくいと感じることが多いかもしれません。水はマグネシウムの量が多いほど、独特のくせがあります。しかし、硬水は豊富なミネラル成分を摂取できるので、不調の解消や体質改善などに役立ちます。試してみて、慣れることができればチャレンジを。無理をすると続かないので、自分に合った硬度を見つけてください。

軟水と硬水の分類

日本での一般的な分類を示しています。

硬水

- 硬度…301〜1000mg/ℓ
- 主な銘柄…エビアン、サンペレグリノ、天海の水 硬度1000 など

軟水

- 硬度…0〜100mg/ℓ
- 主な銘柄…サントリー天然水、アサヒ おいしい水、ボルヴィック など

超硬水

- 硬度…1001mg〜/ℓ
- 主な銘柄…ゲロルシュタイナー、コントレックス、シャテルドン など

中硬水

- 硬度…101〜300mg/ℓ
- 主な銘柄…フィジーウォーター、シリカシリカ、マグナ300 など

軟水と硬水 比較表

	硬水	軟水
硬度	101mg/ℓ以上(ミネラルの含有量が多い)	100mg/ℓ以下(ミネラルの含有量が少ない)
味の特徴	マグネシウムの量が多いほど、独特の風味がある	喉ごしがやさしくまろやか。日本人になじみのある味
おすすめの飲み方・使い方	スポーツ後のミネラル補給、体質改善や健康増進が期待できる	和食の調理、緑茶をいれたり、赤ちゃんの粉ミルクに適している

「ミネラルウォーター」の４つの分類について

日本では、農林水産省が容器入りの飲料水を「ミネラルウォーター類」として４つに分類しています。いわゆる天然水と言われる「ナチュラルウォーター」「ナチュラルミネラルウォーター」、さらにナチュラルミネラルウォーターにミネラル分を調整して加えたり、加工したりしている「ミネラルウォーター」、そして天然水源や地下水以外の水、原水の成分を大きく変更した「ボトルドウォーター」です。

海洋深層水やアルカリイオン水はこの分類で言うとミネラルウォーターの定義にはあてはまりませんが、味や香りをつけていない、容器入りの飲料水の総称として「ミネラルウォーター」と呼ばれることも多いようです。

４つの分類とは別に、「天然水」と呼ばれる水があります。日本では、「特定の水源から採水した地下水が源水で、沈殿、濾過、加熱殺菌以外の処理をしていない飲料水」と定義しています。４つの分類ではナチュラルウォーターとナチュラルミネラルウォーターが天然水にあたります。

ミネラルウォーターだけでなく、水道水でも浄水器の水でも体内水は補えます。

農林水産省によるミネラルウオーターの分類

ナチュラルウォーター

特定の水源から採水された地下水を原水とし、沈澱・濾過・加熱殺菌以外の物理的・化学的な処理を行なっていないもの。

ミネラルウォーター

ナチュラルミネラルウォーターの品質安定の目的でミネラルの調整や曝気（空気にさらして酸素をとり込むこと）、複数のナチュラルミネラルウォーターの混合、紫外線殺菌、オゾン殺菌などを行なったもの。

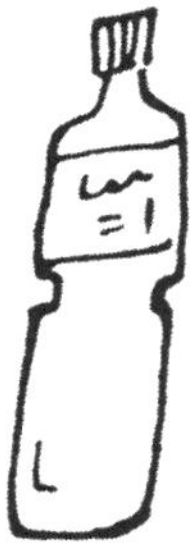

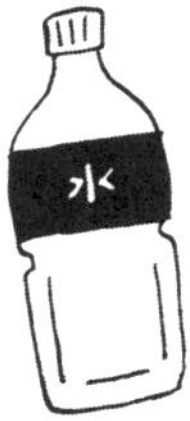

ナチュラルミネラルウォーター

ナチュラルウォーターのなかでも、ミネラルをもともと含む地下水を原水とした水。沈澱・濾過・加熱殺菌以外の物理的・化学的な処理を行なっていないもの。

ボトルドウォーター

地下水以外の水、あるいは地下水でも成分を大きく変化させる処理を行なったもの。

水の種類は採水地と採水法でも違います

水の種類には、採水する場所による分類もあります。ペットボトルのラベルに〈原材料名「水（○○水）」〉と記載されているのを見たことがあるでしょうか。これは、採水した水源による種類を表しています。それぞれ性質が違うので、農林水産省『ミネラルウォーター類の品質表示ガイドライン』に基づき、温泉水、伏流水、鉱水、浅井戸水、深井戸水、湧水、鉱泉水の7種類に分類されています。

ちなみに、採水地によって水の硬度が大きく異なります。日本のような島国は、国土が狭いので地層中のミネラルを吸収する期間が短くなります。そのため、採水できる水はミネラルをあまり含まない軟水です。

一方、ヨーロッパや北米大陸では平坦な大地が続き、水が地層を通過する期間が長いので、採水される水もカルシウムやマグネシウムを多く含む硬水になることが多いのです。フランスの「エビアン」や「コントレックス」、ドイツの「ゲロルシュタイナー」などがそれです。ミネラルの含有量は地層や地形、天候などさまざまな要因の影響を受けているため、採水地が軟水と硬水を作り出す要因のひとつと言えます。

採水地による水の種類

温泉水
自然に湧き出している地下水のうち水温が摂氏25度以上の地下水、または、温泉法第2条に規定される溶存鉱物質等により特徴づけられる地下水のうち飲用に適している水

伏流水
上下を不透水層にはさまれた透水層が河川と交わるとき透水層内に生じる流水

鉱水
ポンプ等により採取した地下水のうち溶存鉱物質等により特徴づけられる水

浅井戸水
浅井戸からポンプ等によって採取された地下水

深井戸水
深井戸からポンプ等によって採取された地下水

湧水
地下の流れている深さに関わりなく、汲み出すのではなく、自然に湧き出している地下水

鉱泉水
自然に湧き出している地下水のうち水温が摂氏25度未満であり、かつ、溶存鉱物質等により特徴づけられる水

水のpH！酸性の水とアルカリ性の水

飲料水を分類する基準のひとつに、水分中の水素イオンの濃度指数pH（ペーハー）があります。小学生の頃に、リトマス試験紙を使って実験をした思い出があるのではないでしょうか。pH値は、強い酸性を示すpH1から強いアルカリ性を示すpH14まであります。その中間のpH7が中性とされています。ミネラルウォーターはpH5～9の範囲におさまるものが主流です。人間の体液はpH7・4と弱アルカリ性なので、アルカリ性の水は体との相性が良く、吸収率も高いとされています。

一般的に、酸性のものはすっぱいと感じる傾向があります。逆にアルカリ性のものは苦みを感じます。ミネラルウォーターのpH値では、極端な味の違いを感じることはありませんが、敏感な人は気づくかもしれません。

味で選ぶなら、中性の水が最もおいしいと感じられるでしょう。ちなみに日本の水道水は、pH値を「5・8以上8・6以下」と基準を定めています。電解水として知られる飲用のアルカリイオン水はその名のとおりアルカリ度が高く、一般に、pH9～10とされています。

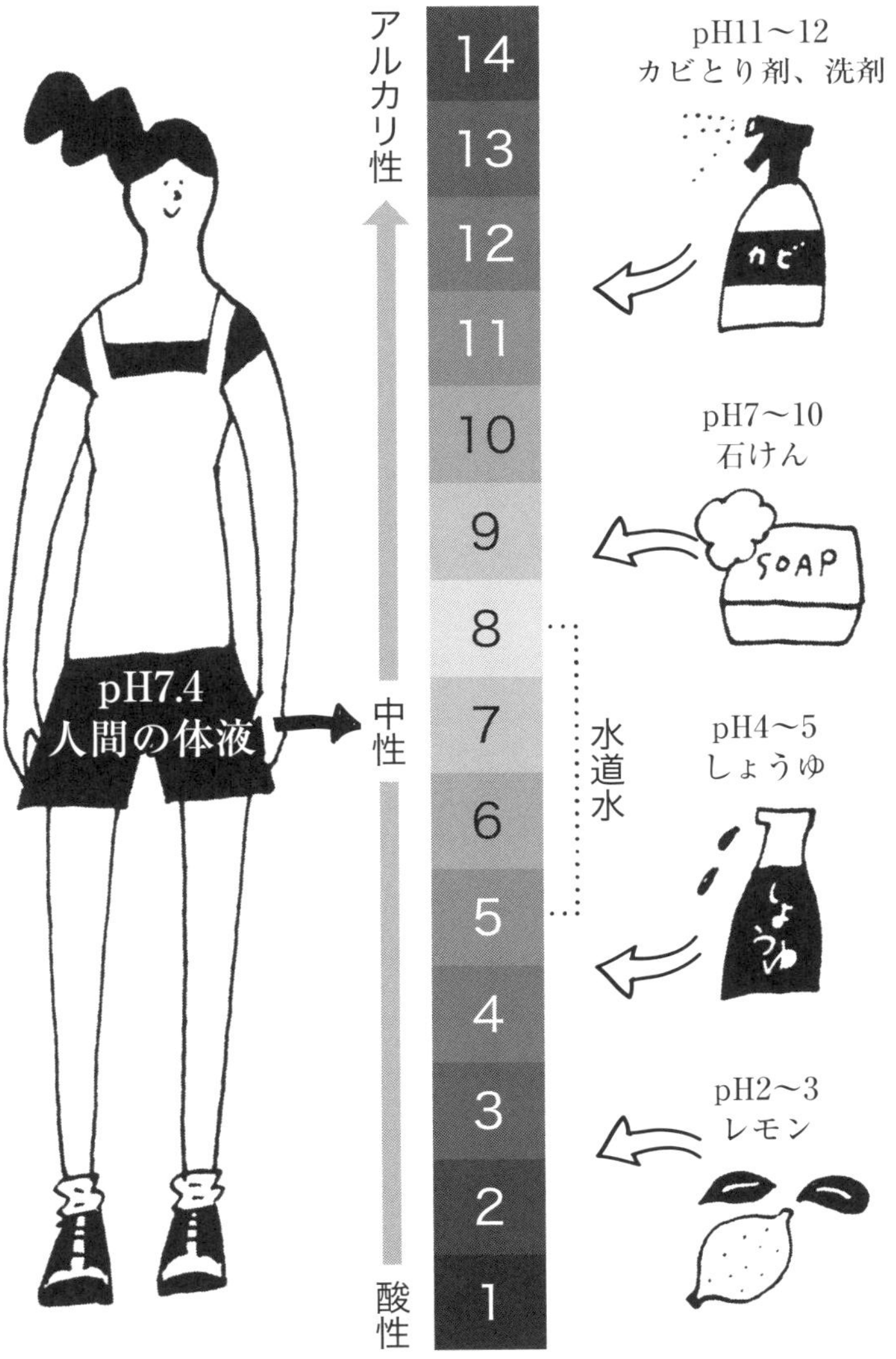

アルカリ性
中性
酸性
14
13
12
11
10
9
8
7
6
5
4
3
2
1
pH7.4
人間の体液
水道水
pH11〜12
カビとり剤、洗剤
カビ
pH7〜10
石けん
SOAP
pH4〜5
しょうゆ
しょうゆ
pH2〜3
レモン

不足しがちなミネラルが補えるのは硬水です

ミネラルウォーターを飲むことには、体内水の循環以外にも、ミネラル成分を摂取できるというメリットがあります。ミネラルは、必要量は少ないものの、人体にとって不可欠な成分。体内で骨や歯などの組織を構成したり、心臓の機能を調整したり、自律神経の神経伝達に役立ったりします。ミネラルウォーターはこのミネラル成分を含んでいますが、商品によって含まれるミネラルの種類や量はさまざまです。商品のラベルに含有ミネラル成分が書かれているので、選ぶときはチェックするといいでしょう。代表的なのが、カルシウム、マグネシウム、ナトリウム、カリウム。硬水のミネラルウォーターには、これらの成分がイオン化して溶け込んでいます。

ミネラルは体の中で生成することができないので、食べ物や飲み物から摂取しなければなりません。日本人の場合、ナトリウムは摂り過ぎが問題になっているので、意識する必要はほぼありません。カルシウム、マグネシウム、カリウムは普通の食事だけでは不足しがち。ミネラルウォーターで水分補給をしながら、効率的に摂りましょう。ほかに、亜鉛、セレン、マンガン、鉄などが含まれている水もあります。

水に含まれるミネラル

カルシウム

ミネラルのなかで、体内で最も多いのがカルシウム。99%が歯や骨を形成し、残り1%は筋肉や神経、体内水にあり、筋肉の収縮を促したり、血液の凝固を助けたりしている。精神を安定させる作用も。日本人はカルシウム不足なので、ミネラルウォーターで補いたい。

マグネシウム

体内でマグネシウムが占める割合は0.14%と微量。しかし、カルシウムが溶け出すのを防ぐ働きがあり、カルシウムはマグネシウムと一緒に摂ると効率的。カルシウム2に対してマグネシウム1が理想の比率。便秘の改善や疲労予防、心臓の働きを支える役割もある。

ナトリウム

塩の成分。体内では4分の1が骨の中にあり、残りは体内水に溶け込んで浸透圧による体内水の移動を助けている。血圧を上げ、筋力を向上させる働きも。日本人は塩分摂取量が多く、高血圧などの原因になっているので、あえて摂取する必要はない。

カリウム

カリウムは、98%が細胞内の体内水に溶け込んでいる。酸性とアルカリ性のバランスを整え、体内水の流れを作る浸透圧も調節。ナトリウムとともに筋肉の働きを維持したり、神経伝達をスムーズにしたりも。摂り過ぎたナトリウムの排出を促すのも、カリウムの役割。

亜鉛

体内に約2g存在し、骨や皮膚、筋肉、肝臓などに含まれている。ホルモンや脳機能の活性化、抜け毛予防などさまざまな作用が。普段の食事では不足しがちなミネラル。

セレン

強い抗酸化力があり、アンチエイジングやがん予防などに役立つ。また、動脈硬化や心筋梗塞など血流に関するトラブルを防ぐ働きも。発育や生殖にも不可欠なミネラル。

ミネラルウォーター、ラベルの読み取り方

世の中にたくさんあるミネラルウォーターから、自分に合う1本を選ぶとき、手がかりとなるのがボトルに貼ってあるラベルです。これまで紹介した農林水産省によるミネラルウォーターの4分類、採水地による種類、ミネラル成分の含有量、pH値、硬度などがラベルに記載されています。総合的に判断して、気になるものがあればまずは飲んでみましょう。味が好みでないと飲み続けるのが苦痛になってしまうので、舌との相性も大切です。例えば便秘を解消したいからマグネシウムを豊富に含む硬水が良いけれど、独特のくせが苦手だから少し妥協して中硬水にする、といった具合に飲み続けられるものを選びましょう。体調の変化を観察しながら何種類も試せば「自分にはこれが合う」という1本が見つかるはず。あるいは、季節やその日の気分、行動などに合わせて飲む水の種類を変えるのも方法です。

ペットボトルは一度開栓して口をつけたら雑菌が繁殖するので、その日のうちに飲みきりましょう。また、冷たい状態を保ちたいからと、ボトルごと冷凍するのもNG。凍らせると膨張してボトルが破裂してしまうこともあります。

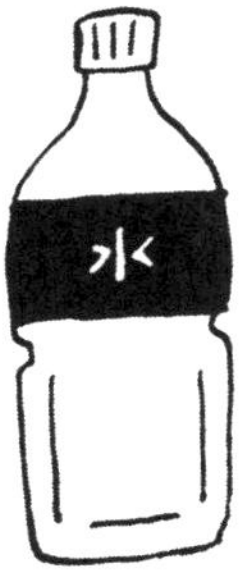

P111の農林水産省による「ミネラルウォーターの4分類」のいずれかを表示。

●名称：ナチュラルミネラルウォーター
●原材料名：水（鉱水）
●内容量：○○○mℓ
●採水地：○○○
●原産国：フランス
●賞味期限：○○○○年○月
●殺菌（処理）方法：○○

栄養成分表示（100mℓあたり）
エネルギー○kcal
たんぱく質○ g
脂質○ g
炭水化物○.○mg
ナトリウム○.○mg
カルシウム○.○mg
マグネシウム○.○mg
カリウム○.○mg

pH値○.○
硬度○○mg/ℓ

「水」のあとに、P113の「採水地による水の種類」のいずれかを表示。

原材料の水を採水した地名。

製造国名。日本製の場合は記載されないことが多い。

水に含まれるミネラルや栄養成分の名称とその分量。

「加熱殺菌」「オゾン殺菌」など。枠外に「EUの厳重な製造基準により容器詰めされていますので、殺菌、除菌しておりません」などと表記されることもある。

水分中の水素イオンの濃度指数。pH7が中性。それ以上は弱アルカリ性〜アルカリ性、それ以下が弱酸性〜酸性。

P108の基準によって算出された数値。

機能水の効果のウソホントを見分けましょう

機能水と聞くと、漠然と「健康にいい水」とか「何か特別に効果がある水」という印象を受けますが、「なんらかの作用の科学的根拠が明らかにされたもの、および明らかにされようとしているもの」などの定義があります。実は飲料水では、アルカリイオン水だけが厚生労働省が認めている機能水です。健康にいい水＝機能水と誤解している人もいますが、テレビや雑誌でとり上げられている水がすべて「機能水」ではないのです。

一般的な水を電気分解すると、弱酸性とアルカリ性の２つの水に分かれます。そのうちアルカリ性の水が飲用のアルカリイオン水です。イオン化されているので粒子が細かく、体内に吸収されやすいのが特徴で、胃酸過多や慢性の便秘、下痢などに効能があるとされています。ちなみにもう一方の弱酸性の水は、洗顔などに使うといいとか。

最近注目を集めている重炭酸イオンが含まれたミネラルウォーター「重炭酸イオン水」は、同じイオン水でも機能水としては認められていません。とはいえ、疲労感の軽減、血行改善、美肌、美髪、冷え性や肩こりの改善などに効果的です。

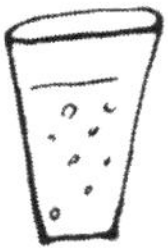

そのときどきで飲みやすい水を選ぶことが大切

一口に水と言っても、硬水、軟水、炭酸水、微炭酸と、目移りしてしまうくらい多くの種類があります。水分の補給のためならどれを選ぶかは自由。飲みやすさで選んでも、価格で選んでも良し。上級者なら、そのときの不調に効くものを選ぶのがいいでしょう。例えば、便秘のときは便通を良くするマグネシウムの含有量が多い硬水を、肌荒れが気になるときは美肌効果が期待できるシリカ水を。ダイエット中なら、胃が膨らみ満腹感を得られる炭酸水が、食べ過ぎ防止になるという要領です。

食事の内容に合わせる選び方もあります。炭酸水は口の中がさっぱりするので、濃厚な味のイタリアンやフレンチと相性抜群。しつこいあと味をリセットしてくれます。和食など繊細な味の料理にはまろやかな軟水が合いそうです。

まとめ買いをすると割安になることが多いですが、水は重いので運ぶのが大変。そんなときは、家まで配達してくれるインターネット販売や、ウォーターサーバーの利用もあり。浄水器を利用したり、アルカリイオン整水器もいいでしょう。もちろん、日本の水道水はそのまま飲んでも問題なし。大切なのは水を飲み続けることです。

冷え性改善&便秘の解消に

炭酸水

●冷えを改善したい
●便秘を解消したい
●食欲を増進したい
●食欲を抑えたい

炭酸水は、炭酸ガスを含む水のこと。自然の炭酸を含む天然炭酸水と、人工的に注入した炭酸水があります。炭酸水を飲むと、血中の二酸化炭素濃度が高くなります。体はその状態を「酸欠」と勘違いし、血管を広げて血流を良くしようとします。すると末端まで血液が行き渡り、冷えを改善することができます。また、硬度の高い炭酸水なら、カルシウムやマグネシウム、サルフェートといったミネラル分を多く含んでいるので、代謝が上がります。この2つの作用で、血液循環の悪さが原因の肩こりの人にとても効果的です。

炭酸で胃を刺激すると腸の動きが活発化するので、便秘の改善も期待できます。

炭酸水は飲む量によって食欲を増進させたり、抑えたりすることができます。食前に150㎖ほど飲むと胃が刺激されて食欲がアップし、300~500㎖程度飲めばガスで胃が膨れ、食欲の抑制になります。

胃腸症状の改善&美肌に

アルカリイオン水（還元水）

●胃酸過多を改善したい　●便秘を改善したい
●下痢を改善したい　●美肌になりたい

アルカリイオン水は、科学的にも胃酸過多、慢性の便秘や下痢に効果があると認められています。また、最近の研究では血糖値の正常化、アトピー性皮膚炎の緩和、コレステロールや体脂肪の減少、記憶力や学習能力の改善効果、抗肥満効果、二日酔いの改善などが報告されています。疲労感が強いとき、体は酸性に傾き、肌が荒れ、しみ、しわができやすい状態になります。飲用に適したアルカリイオン水はpH9・5までで、体内の老廃物を排出し、内臓機能を活性化して、酸性に傾いた体のpHバランスを整えます。

アルカリイオン水は、ペットボトルで市販されているもののほか、家庭に設置する整水器でも作ることができます。飲む量は体重の5％以内が目安です。アルカリイオン水を飲むと胃酸のもつ殺菌作用が弱まるので、胃酸の分泌量が少ない人や、胃を切除している人は控えたほうがいいでしょう。

美肌&便秘改善に

海洋深層水

●美肌になりたい
●便秘を改善したい
●更年期障害を改善したい
●月経前症候群を改善したい

海洋深層水とは水深200m以下の深海層にある海水のこと。深海層には太陽の光が届かず、植物プランクトンが生息できないので、有用成分が植物プランクトンにとり込まれることなく、海水中にたくさん残っています。また、化学物質や放射性物質による汚染の心配もなく、安全安心な水と言われています。

海洋深層水にはミネラルがバランス良く含まれていて、特にマグネシウムが多いのが特徴です。現代人はマグネシウム不足が顕著。マグネシウムは肩こりや高血圧、心筋梗塞、骨粗しょう症などの不調を改善したり、軽減する可能性があるとされています。また、下剤としても使用されているように、便通を良くしたり、肌のターンオーバーを助ける働きもあります。

そのほか、海洋深層水はイライラやだるさ、倦怠感にも有効です。更年期障害の改善や月経前症候群（PMS）など女性特有の症状の改善も期待できます。

胃腸症状の改善&美肌に

温泉水

●イライラ・不安を解消したい　●糖尿病を改善したい
●便秘を改善したい　●高血圧を改善したい

温泉には、浸かるだけでなく飲めるものもあります。日本でも昔から温泉地での健康法として親しまれていて、ヨーロッパでは古くから温泉水を飲む治療法があるそうです。

源泉によって異なりますが、温泉水にはカルシウム、カリウム、マグネシウム、ナトリウム、リチウム、サルフェートなど体に有効な成分がたくさん含まれています。カルシウムはイライラや不安を改善したり、骨粗しょう症、ダイエットにも有効です。マグネシウムは便秘や糖尿病の改善、カリウムはむくみの原因となるナトリウムを減らし血圧を下げる役割もあります。また、温泉水にはアルカリ度が高いものもあります。これは、浸透力や吸収力に優れ、胃腸を整える効果も期待できます。

化粧水のように肌にパッティングすることを推奨している温泉水もあります。ミネラルが肌に潤いを与えてくれるのです。

糖尿病&高血圧の改善に

バナジウム天然水

●糖尿病を改善したい
●高血圧を改善したい
●動脈硬化を予防したい

バナジウムとは、カルシウムやマグネシウムなどと同様に、ミネラル成分の一種です。食料品ではあさりやひじき、乾燥わかめなどに含まれています。

バナジウムを含む水と言えば、「アサヒ おいしい水 富士山のバナジウム天然水」という商品を思い出す人もいるでしょう。日本で有数のバナジウムを豊富に含んだ天然水を採取できるのが、富士山です。これは、玄武岩がバナジウムを多く含むことに関連していいます。富士山には玄武岩の地盤が7層あるため、雪どけ水や雨水が地層で濾過される際に、バナジウムが溶け込むのです。

バナジウムはインスリンと同じような働きをする物質とされ、血糖値を下げるという研究報告があるそうです。そのため、続けて飲むと糖尿病の対策になるとも言われています。

また、血中コレステロール値を下げ、血液がサラサラになるという報告もあります。

肌、髪、爪など美容全般に

シリカ水

●美肌になりたい
●髪や爪を元気にしたい
●老化を防止したい

シリカとは、二酸化ケイ素類の総称で、あわやひえなどの雑穀、トウモロコシ、玄米、小麦などに含まれているミネラルの一種です。シリカは、体内で主に免疫力に影響を与えたり、体の柔軟性や弾力性を保つ働きをしています。

シリカは現代人に不足している成分です。生まれたての赤ちゃんの体内にあるシリカを100％とすると、30～40代では50％以下に減少してしまうそうです。しかもシリカは体内で生成することができません。減少を食い止めるには、食品や飲料水から摂取する方法が有効です。

シリカを補うと、肌の保湿や骨、毛髪、爪の強化、コラーゲンなどの再生を助けてくれます。そのため、シリカ水は女性にとっては、美容の強い味方です。コラーゲンやヒアルロン酸の多い食材を摂るときに、同時にシリカも摂取するとその効果がぐんとアップするのだそう。食材から摂りにくいときは、シリカ水を利用するといいでしょう。

硬水が苦手なら食事からのミネラル補給を考えます

　ミネラルウォーターを飲むメリットとしては、水分を補うことのほかに、水に含まれるカルシウム、カリウム、マグネシウムをはじめとする各種のミネラル成分が摂れることです。しかし、日本で市販されているミネラルウォーターは軟水のものが多く、十分なミネラル補給ができないことも。また、硬水独特の喉ごしや味に抵抗があり、硬度の高い水は飲みにくいという人もいます。そんなときには、飲みやすい軟水で体内水を補い、ミネラルは食事から摂るという考え方でもＯＫです。

　摂りたいのは、欠乏しがちなカルシウム、カリウム、マグネシウムです。日本人はナトリウムを摂り過ぎているので、ミネラルのなかでもナトリウムの補給は考える必要がありません。カルシウムは１日６５０mg程度必要で、平均では１３０〜１６０mg不足していると言います。カリウムは１日に男性で３０００mg、女性で２６００mg程度必要ですが、５００〜１０００mg不足しています。マグネシウムは１日に男性で３２０〜３７０mg、女性で２７０〜２９０mg必要ですが、男性で約１２０mg、女性でも約80mg程度足りていません。不足を補うことを意識して、食材を選びましょう。

ミネラル補給におすすめの食材

カリウム

むくみを減らす効果のあるカリウム。豊富に含まれている食材は、特に多いのが納豆やアボカドなど。大豆に多く含まれているので、豆腐や厚揚げなどの加工品からも摂ることができる。そのほか、手頃に食べられるバナナ、パセリ、枝豆などもおすすめ。

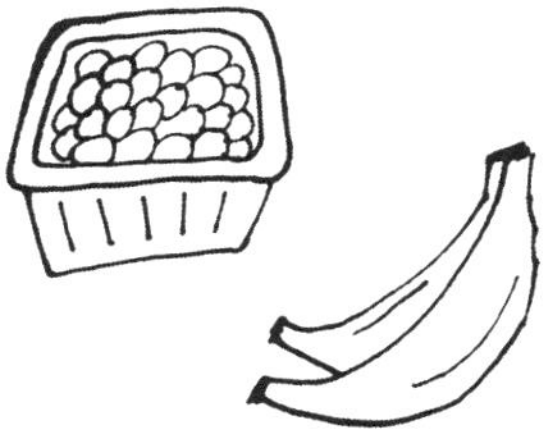

マグネシウム

細胞の代謝に関わり、カルシウムの活用をサポート。現代人のマグネシウム不足は、食生活の欧米化に伴い、穀類の外皮や大豆、海藻といった昔ながらの食材を摂らなくなったためとも言われている。ごはんを玄米や雑穀米にしたり、大豆や大豆製品、海藻などを積極的に摂るといい。

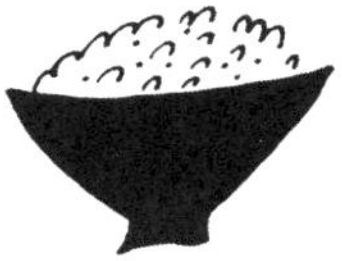

カルシウム

骨の健康に最も重要なミネラル。不足すると骨粗しょう症になったり、歯や爪ももろくなり、イライラや精神の不安定につながることも。最も効率良く摂れるのは牛乳や乳製品。牛乳でお腹がゴロゴロしてしまう人は、チーズやヨーグルトを。じゃこや小魚、ひじきなどの海藻もおすすめ。

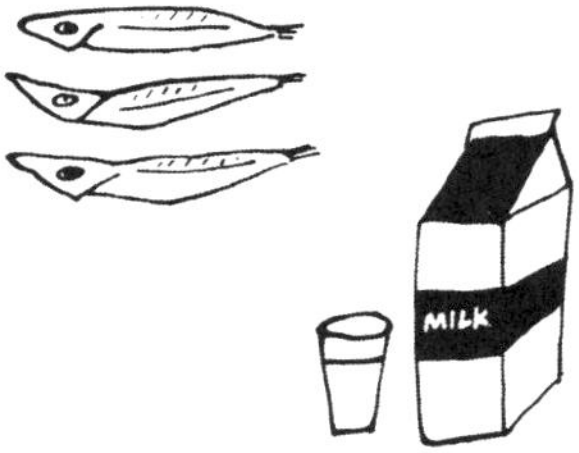

4章

外から体内水を流すことで つらい症状を改善する マッサージ＆エクササイズ

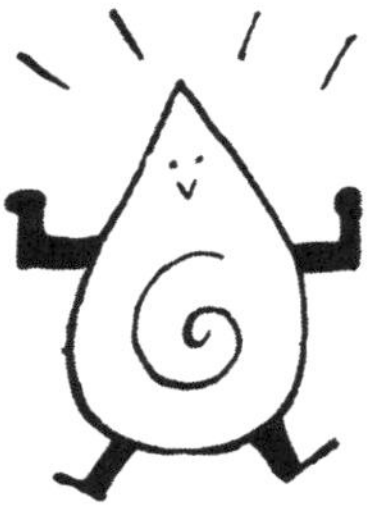

体内の水バランスを整えるための
正しい水の飲み方や、水の選び方を
紹介してきました。さらに知っておきたいのが
運動やマッサージといった外からの力で
水のめぐりを良くする方法です。
体の内側に水を補い、外から流れに働きかければ
水による不調の改善がより効果的に。

効率よく水をめぐらせるには

体内の水のめぐりを良くする考え方は
体全体の調和を考える東洋医学的発想です。
健康をとり戻すための基本は
水の流れ&バランスを整えることが大切。
まず水を飲んで補うことに加え、
体操やマッサージをプラスしたセルフケア、
汗をかいて自律神経を正常化するなど……
無理のない範囲で、気持ち良く実践してください。

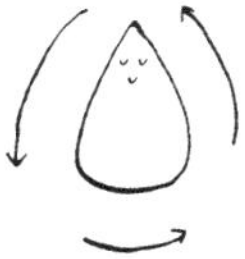

水をめぐらせることは全身のバランスを整えること

体に不調があるとき、現代医学では検査をして原因をつき止め、悪い部分を治療します。そのため、原因がわからないと手の打ちようがないことも。一方東洋医学は、不調は体全体の調和がくずれているとし、そのバランスを正常に戻せば不調も治るという発想です。大切なのは、今あらわれている不調が、体がどんな方向に傾いているのかを知ることから始まります。小さな不調でもしっかりと受け止め、対策を立てることは、大きな病気を未然に防ぐことにもつながります。

このことが、東洋医学が予防医学でもある由縁です。予防は一人ひとりが日々の生活の中で行なうのがベスト。現代医学と東洋医学、どちらが正しいということではなく、それぞれを理解し、長所を生かしてとり入れることが健康維持のポイントです。

水のめぐりを改善するのは、東洋医学的なアプローチです。現代は現代医学に比重が置かれているため、あまり体内水の重要性を考える機会がありません。この章では、全身のバランスからみた水のめぐりの大切さを説明します。自らの手で体内水を循環させて、病気知らずになるノウハウを知ってください。

東洋医学の経絡はエネルギーの流れをあらわします

東洋医学では、五臓六腑《ごぞうろっぷ》が正常に機能するのは、それぞれの間をエネルギーが循環することで調和を保っているからだと考えます。そのエネルギーが循環するネットワークを「経絡」と言います。人間の体には14の経絡があり、その道筋にはたくさんの経穴、いわゆるツボがあります。体内水のめぐりを促進したいときは、水を飲むだけでなく、この経絡およびツボを刺激する方法もあります。

東洋医学では、全身をめぐっているエネルギーには「気《き》」「血《けつ》」「水《すい》」という３つの要素があると言います。「気」は東洋ならではの概念で、まさにエネルギーのこと。「気力」「気合い」「活気」などといった言葉もあることから、日本人なら感覚的に理解できるのではないでしょうか。「血」は文字通り血液のこと。「水」は本書で紹介している体内水のことです。これらは常に全身をめぐっており、滞りがあると私たちは病気になったり、不調に悩まされたりします。

１３８ページから紹介する、体内水をめぐらせる体操やマッサージは、どれも水に関わる経絡の流れを改善する作用があります。

水のめぐりは経絡との関係こそが大切です

先ほど「気・血・水」という、全身をめぐる3つのエネルギーとその循環ネットワークである「経絡」を紹介しましたが、厳密には経絡を通るのは気と血とされています。特に経絡は気の通り道として知られており、水のめぐりはそれとは別。とはいえ、経絡を刺激することで、水のめぐりを促進することができます。これには2つの理由があります。

ひとつは、五臓六腑を経由して体内水にアプローチできることです。内臓のなかには、腎臓や膀胱、肺など、水と関係が深いものがあります。それらと密接につながっている経絡やツボを刺激すると、水に関係する内臓の働きが活発になります。その結果、体内水のめぐりが促されるというわけです。

もうひとつは、気血のめぐりの改善が、すなわち水のめぐりの改善になるという考えです。体全体の調和を重視する東洋医学では、「気血水」もバラバラにあるのではなく連動していると考えます。そのため、経絡の流れを通して気血のめぐりが良くなれば、同時に水のめぐりも良くなるのです。

リンパマッサージと水めぐりマッサージの違い

美容やダイエットの分野ですっかり定着したリンパマッサージ。もともとは乳がんの手術などでリンパ節を摘出した場合の、リンパ浮腫に対する医療行為でした。それがリンパ液の滞りによるむくみ解消にも活用され、現在のように広まりました。

リンパ液も体内水の一部ですが、細胞内の水を含め、全身の水をめぐらせるには、リンパマッサージだけでは不十分。なぜなら、体内水を流す根本的な力が強化されていないからです。30ページでも紹介しましたが、体内水は心臓の鼓動、浸透圧、重力、筋力によって体をめぐります。これらの力が低下している限り、どんなにリンパマッサージをしても、根本的な解決にはなりません。一時的にリンパ液が流れ、むくみが改善されたとしても、１日もたてば元に戻ってしまいます。

まず体内水をめぐらせる力をつけることが最善です。体が水をめぐらせる力をつけない限り、むくみやすい体質からは脱出できません。リンパマッサージはあくまで補助と考え、体内水のめぐりを良くする一助としましょう。１３８ページからはリンパ液はもちろん、体全体の水のめぐりを助けるおすすめのマッサージや体操を紹介します。

全身のリンパの流れ

全身のリンパの流れ。マッサージなどで
この流れを助けることで体内水のめぐりも改善。

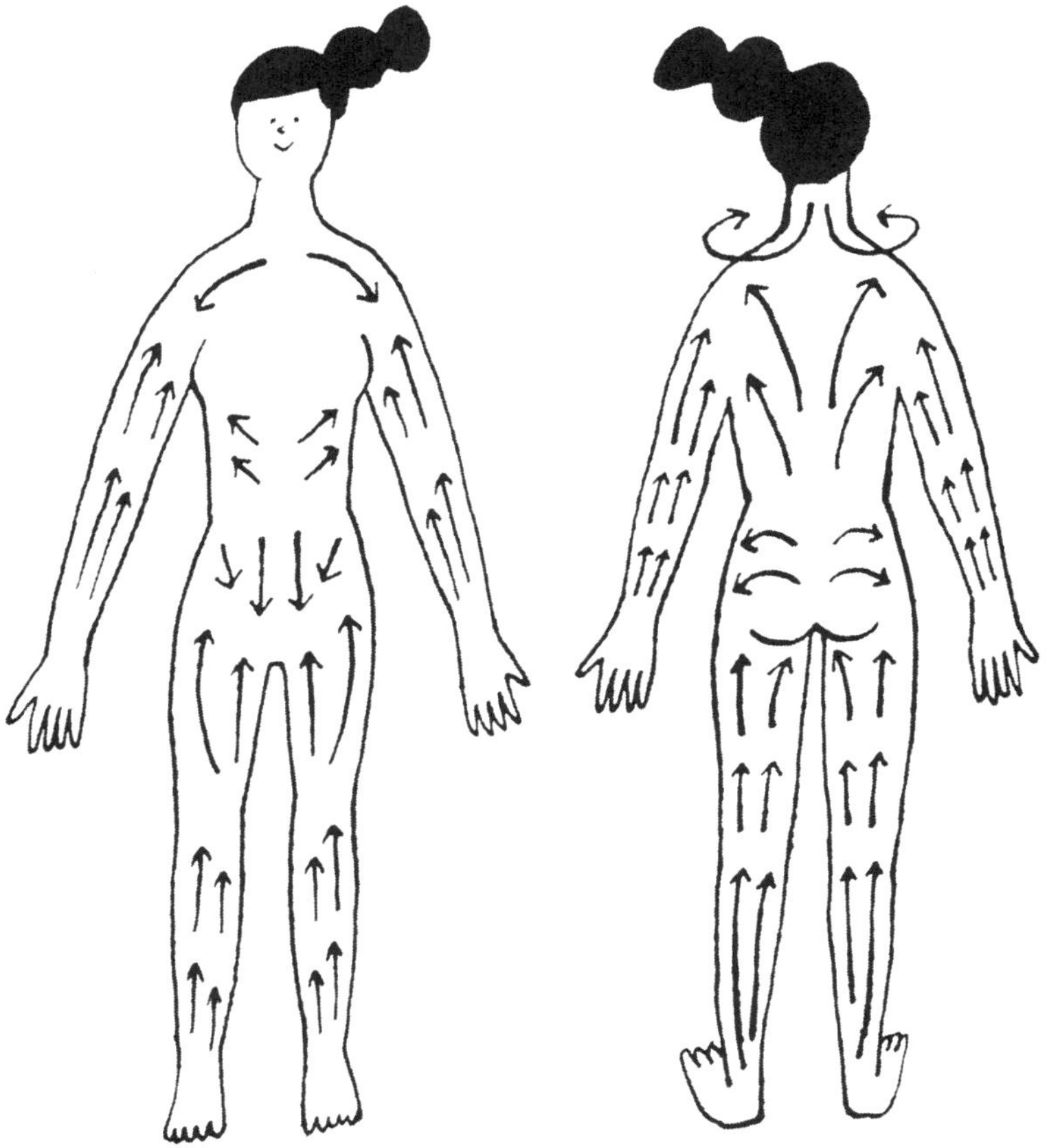

末端のリンパをめぐらせる「指もみ」

全身に張りめぐらされているリンパ管は、最終的に左の鎖骨のあたりで静脈に合流しています。そのため、リンパマッサージをするときは一般的に、まず鎖骨周辺をほぐしてリンパ液が静脈に入りやすくします。その後、顔↓脇↓腕↓足の付け根↓足と順番にマッサージをして、リンパ液を流していきます。

体内水のめぐりを良くする目的では、この一連の流れの前にもうひと手間「指もみ」を加えるとより効果的です。手足の指先にあるリンパ管の先端は、ごく細い管が細かくはりめぐらされ、リンパ液の流れが特に滞りやすい部分です。

各部のマッサージやエクササイズを始める前に、末端に滞っているリンパ液をもみ出すのが、「指もみ」なのです。

まず、手足の指を、指の腹でつまんで先端から根元へ向かって絞るようにもみます。その後、手のひらと足の裏全体をそれぞれ2分間ずつもんでマッサージします。足の裏には「湧泉《ゆうせん》」（171ページ参照）というリンパ管内の流れを活性化するツボがあるので、重点的に刺激すると良いでしょう。これでめぐりケアの効果をアップさせます。

手の指もみのやり方

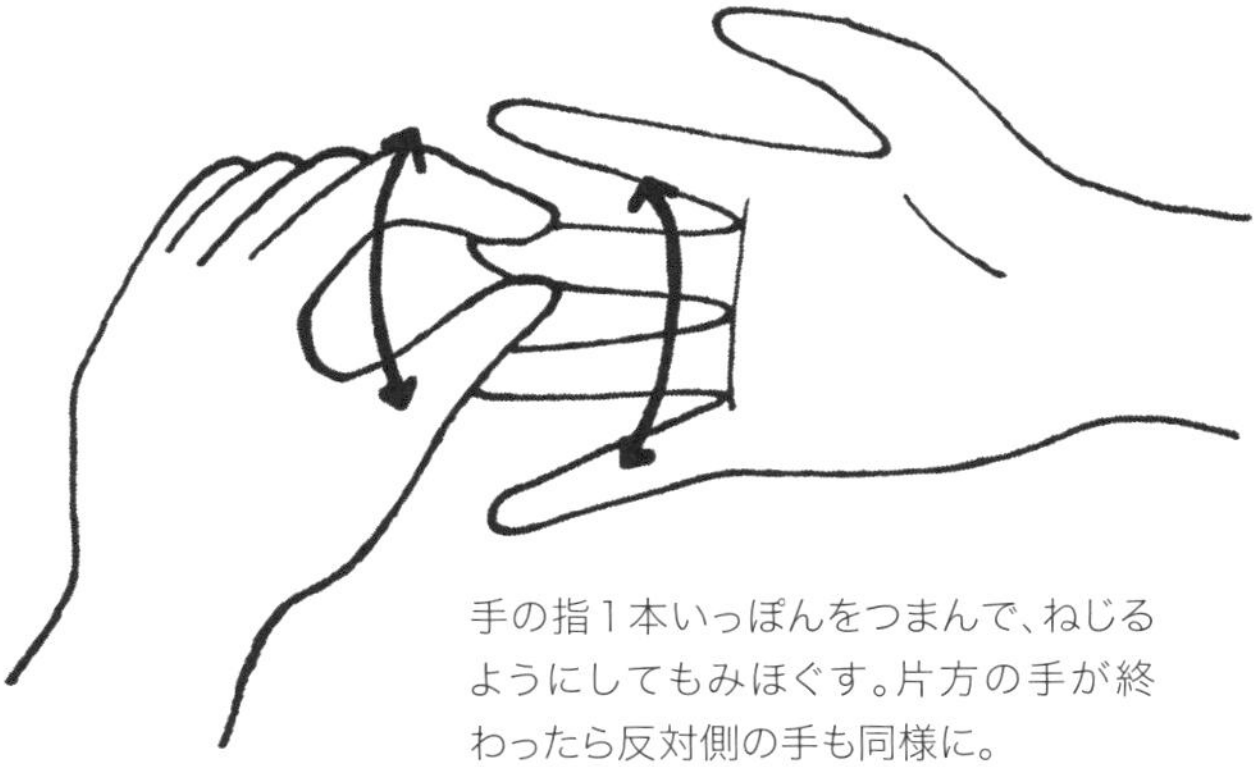

手の指１本いっぽんをつまんで、ねじるようにしてもみほぐす。片方の手が終わったら反対側の手も同様に。

足の指もみのやり方

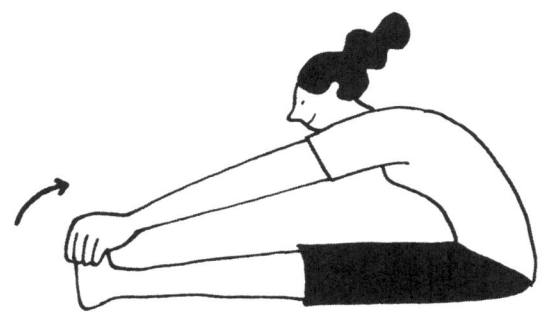

右足は右手で、左足は左手でもみほぐすといい。手の指と同様に1本ずつねじったり、ぎゅっとつかんだりする。その後足の裏をもむとさらに効果的。

重力に負けないための「ふくらはぎストレッチ」と「カーフレイズ」

体内水が重力に逆らって下半身から上半身へとめぐるためには、足の筋肉のポンプのような収縮機能が重要な役割を果たします。なかでもふくらはぎの大きな筋肉である腓腹《ひふく》筋やヒラメ筋が重要で、この筋肉が衰えると体内水はすねより下に滞ってしまい、上に戻ることができません。そこで役に立つのが「ふくらはぎストレッチ」です。

タオルを1枚用意し、仰向けに寝転がり、両手でタオルの両端を持ちます。タオルを片足の裏に引っかけ、ひざを伸ばしたまま足先を上に向けて持ち上げるように、両手でタオルを引っぱります。ひざが曲がっているとふくらはぎの腓腹筋が伸びないので、ぐっと伸ばすのがポイント。そのまま30秒ほどキープしましょう。静かに下げ、反対の足も同様に行ないます。これを1セットとし、5セット繰り返します。

ふくらはぎの体操の応用編に「カーフレイズ」があります。階段など段差の縁に、足の裏の前半分だけをのせてつま先立ちをし、かかとをゆっくり落としていき、5～10秒間静止。再びかかとを上げて5～10秒間静止。これを1セットとし、10セット行ないます。片足ずつで行なうとさらにふくらはぎを鍛えることができます。

ふくらはぎストレッチのやり方

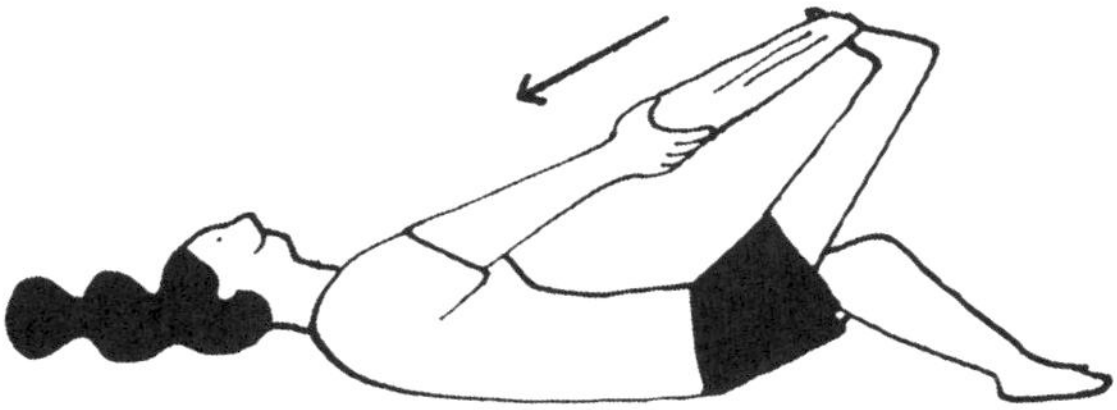

タオルを片足の裏の中央に引っ掛け、ひざを伸ばしてタオルがピンと張るように引っぱる。ふくらはぎが伸びるのを感じながら30秒キープ。もう片方の足も同様に行ない、5セット繰り返す。

カーフレイズ

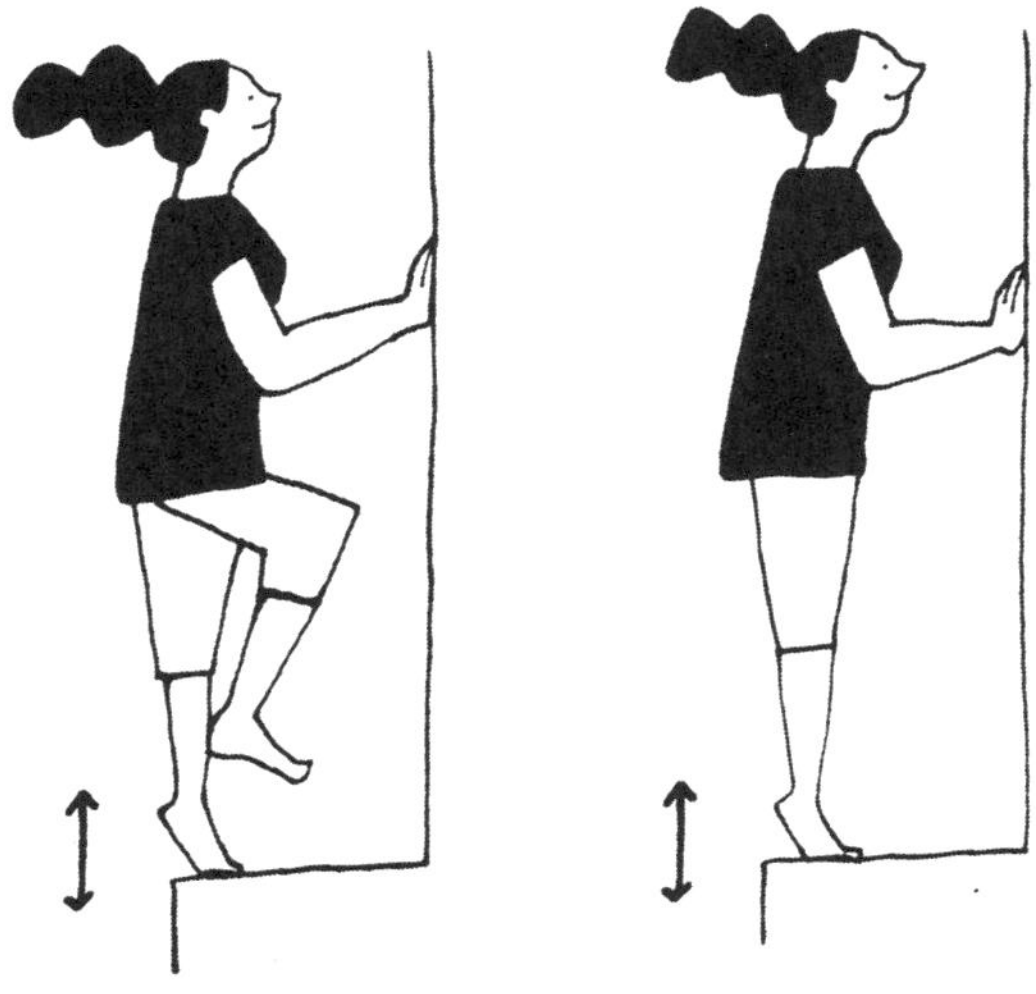

階段などの縁につま先立ちをして、ゆっくりとかかとを下ろす。かかとが宙に浮く状態にして5～10秒キープ。再びかかとを上げて5～10秒キープ。10回繰り返す。片足で行なうと効果アップ！

関節痛をやわらげる効果もある「太もも流し」

放っておくと重力に引き寄せられて下半身にたまりがちなリンパ液。マッサージで上半身に戻す方法もあります。下半身のなかでも、ひざや股関節はリンパ液が滞りやすい場所。座った姿勢ではひざや股関節を折り曲げているので、リンパ管も折れ曲がってしまい、ホースが折れているように通りが悪くなるからです。「太もも流し」では、ひざや股関節にたまったリンパ液を流して、リンパ管の通りを良くします。

リンパ管は静脈に沿って全身に張りめぐらされている細い管ですが、血管と違うのは所々にリンパ節という異物の関所のような部分があることで、ここで濾過され、その先へと流れていきます。足のリンパ管は足の付け根に集まっていて、ここにリンパ節があります。下半身のマッサージの終着点はここ。まず滞ったリンパ液を流すようにしてひざの周辺をもみ、さらに足の付け根に向かって太もも全体を下から上へもんでいきます。これを繰り返し、左右の太ももを合わせて5分間もみましょう。こうすることで、下半身のリンパ液が上半身へと戻る手助けをするのが目的です。141ページの「ふくらはぎストレッチ」とセットで行なえば、より効果的です。

太もも流しのやり方

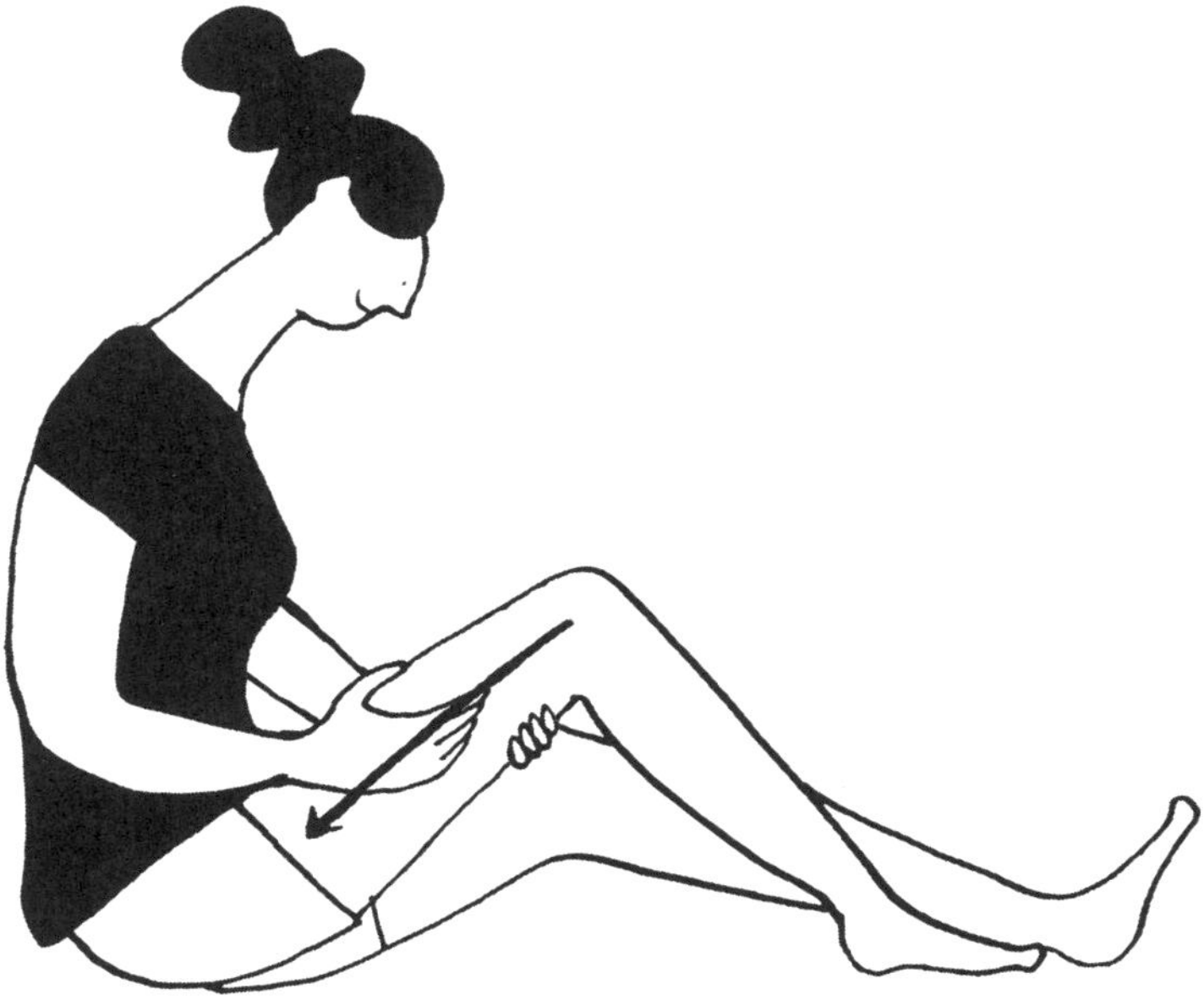

ひざのあたりから足の付け根に向かって、リンパ液を押し戻すように流すことを意識してもんでいく。付け根まで達したら、再びひざの周りからスタート。前面、側面、背面と、5分ほどかけて太ももをまんべんなくマッサージするといい。

女性特有のつらいむくみに効く「あぐら前屈」

女性の体は、生理前や生理中になるとむくみやすくなります。生理のサイクルで変化する女性ホルモンですが、エストロゲンやプロゲステロンという水をため込む作用のあるホルモンの分泌が増えるからです。これは、妊娠に備えるための自然な体の反応ですが、むくみだけでなく、イライラや眠気、肌荒れといった不調を招いてしまう側面があり、なんとかしたい悩みでしょう。特に生理前の不調は月経前症候群（ＰＭＳ）と呼ばれ、症状のひどい人は日常生活にも支障をきたすほどです。

女性特有のむくみは、特に子宮や卵巣の周りで起きやすく、ＰＭＳや生理不順の原因。子宮や卵巣の周辺にたまっている体内水をめぐらせる体操がとても効果的です。

まず左右の足の裏同士を合わせてあぐらをかき、合わせた足先を両手でつかみます。背筋を伸ばし、そのままゆっくりと上半身を前に倒していきます。一旦静止し、またゆっくり起こして元の姿勢に戻りましょう。これを10回ほど繰り返してください。子宮や卵巣の周辺に滞っていた体内水が刺激されてリンパ液が流れ出し、むくみがとり除かれていきます。生理痛や、生理に伴う不調の回復にもつながります。

あぐら前屈のやり方

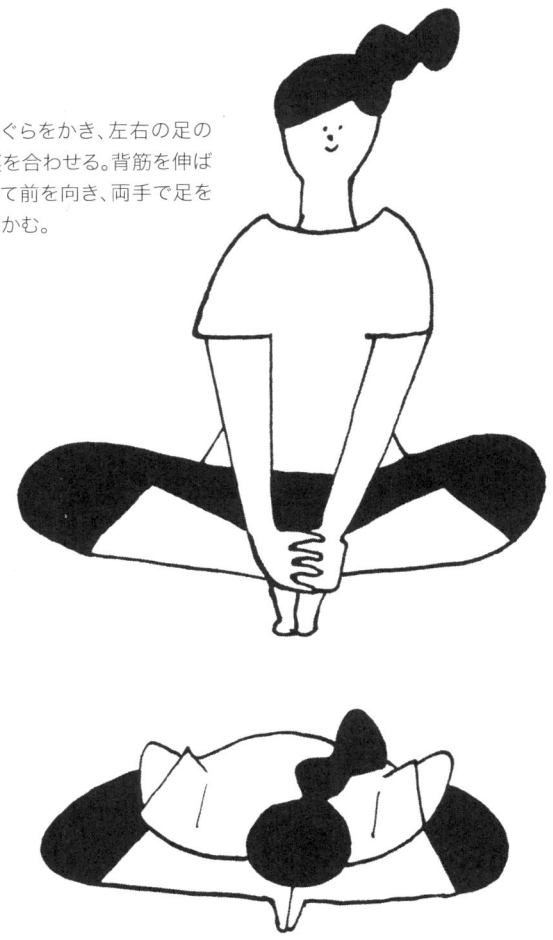

あぐらをかき、左右の足の裏を合わせる。背筋を伸ばして前を向き、両手で足をつかむ。

ゆっくりと息を吐きながら上半身を前に倒し、ゆっくりと戻す。これを10回繰り返す。

原因不明のめまいを改善する「首マッサージ」

めまいが起きやすいのに、病院で調べても病気が見つからない人に試してほしいのが「首マッサージ」です。めまいが起きるメカニズムとして考えられるのが、内耳での体内水の滞りです。内耳は耳の穴の奥にあたり、聴覚を司る「蝸牛《かぎゅう》」と、平衡感覚を司る「前庭・三半規管」があります。内耳の内部はリンパ液で満たされているのですが、このリンパ液が循環せずに滞ると、めまいが生じます。ひどくなると「内リンパ水腫」という状態になり、メニエール病になることもあります。

内耳のリンパ液が循環するとき、内耳から排出されたリンパ液はリンパ管を通って首を下り、鎖骨周辺にあるリンパ節に合流します。ですからめまいを防ぐためには内耳にリンパ液がたまらないようにすることがポイントで、この排出の流れを促すマッサージが効果的です。人差し指を鍵の形にし、第一関節と第二関節の間の背を使って、耳の後ろから鎖骨に向かって、なでおろすようにマッサージしましょう。首を圧迫し過ぎると自律神経が刺激されて、かえってめまいの原因になるので、強く押すのではなく、軽く押し流すのがコツです。

首マッサージのやり方

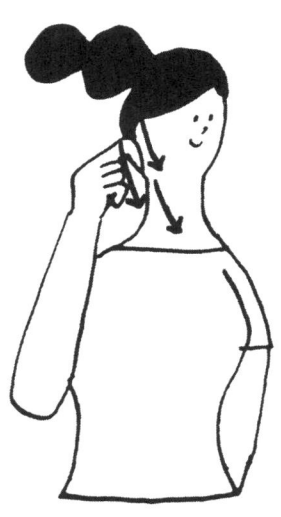

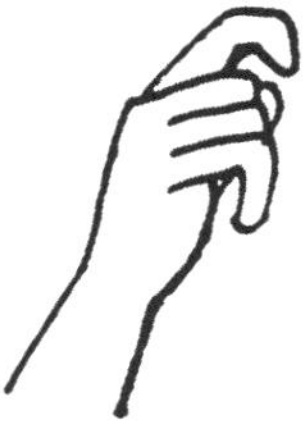

首筋のマッサージでは、人差し指を鍵の形にして、耳の後ろから鎖骨へ向かってやさしくすべらせるようにしてリンパ液を流す。

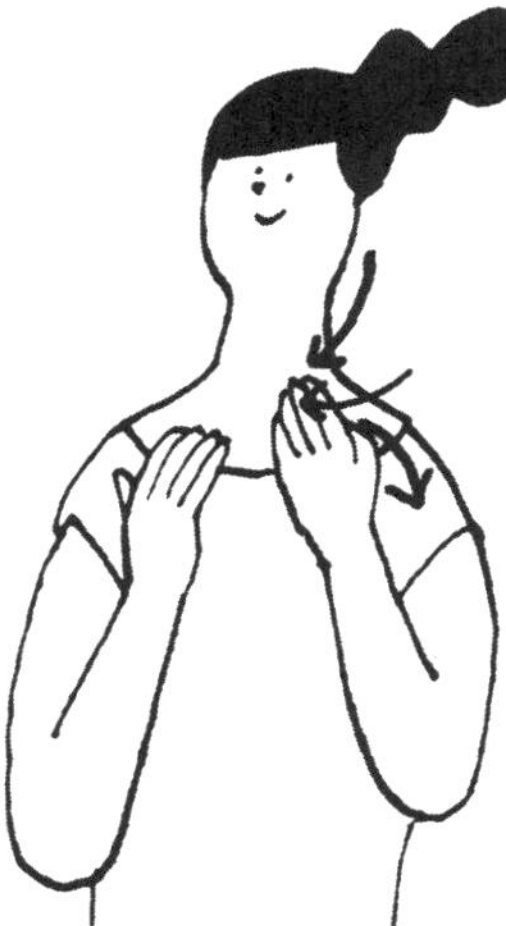

リンパ管が集まっている、左鎖骨の上のくぼみをマッサージ。頭部から下りてきたリンパ液がスムーズに合流できるようにする。

筋肉のむくみをとって疲れを解消する「腕流し」

体がだるい、疲れやすいという症状はよくありますが、原因がわからないこともしばしば。なんだか体がだる重いというときは、筋肉がむくんでいるのかもしれません。筋肉は脂肪よりも水分量が多く、体内水の状態に影響を受けやすい部位です。筋肉がむくんでいると、それだけで体の動きが鈍くなります。

「腕流し」では、腕全体の体内水の流れを促し、筋肉のむくみをとり除きます。まず、片方の腕を上げて、もう片方の手で手首よりやや上を軽くつかみます。つかんだ手を、つかまれた腕の脇に向かって、つかむ力に強弱をつけながらもみおろします。その際、体内水が滞りやすいひじや脇は丁寧にマッサージしてください。左右の腕を交互に10回ずつ行ないます。体内水の流れが良くなれば、筋肉の動きが活発になり、だるさや疲れやすさが改善されていきます。

１４２ページの「太もも流し」や１４０ページの「ふくらはぎストレッチ」を併せて行なえば、腕だけでなく、足の筋肉の体内水も循環するようになります。全身の筋肉のむくみがとれ、相乗効果でより軽やかに活動的になります。

腕流しのやり方

片方の腕をまっすぐ上げ、もう片方の手で手首の上を軽くつかみ、つかむ力に強弱をつけながら脇へ向かってもみおろすようにマッサージしていく。ひじや脇などは特に念入りにほぐすといい。左右の腕を10回ずつ行なう。

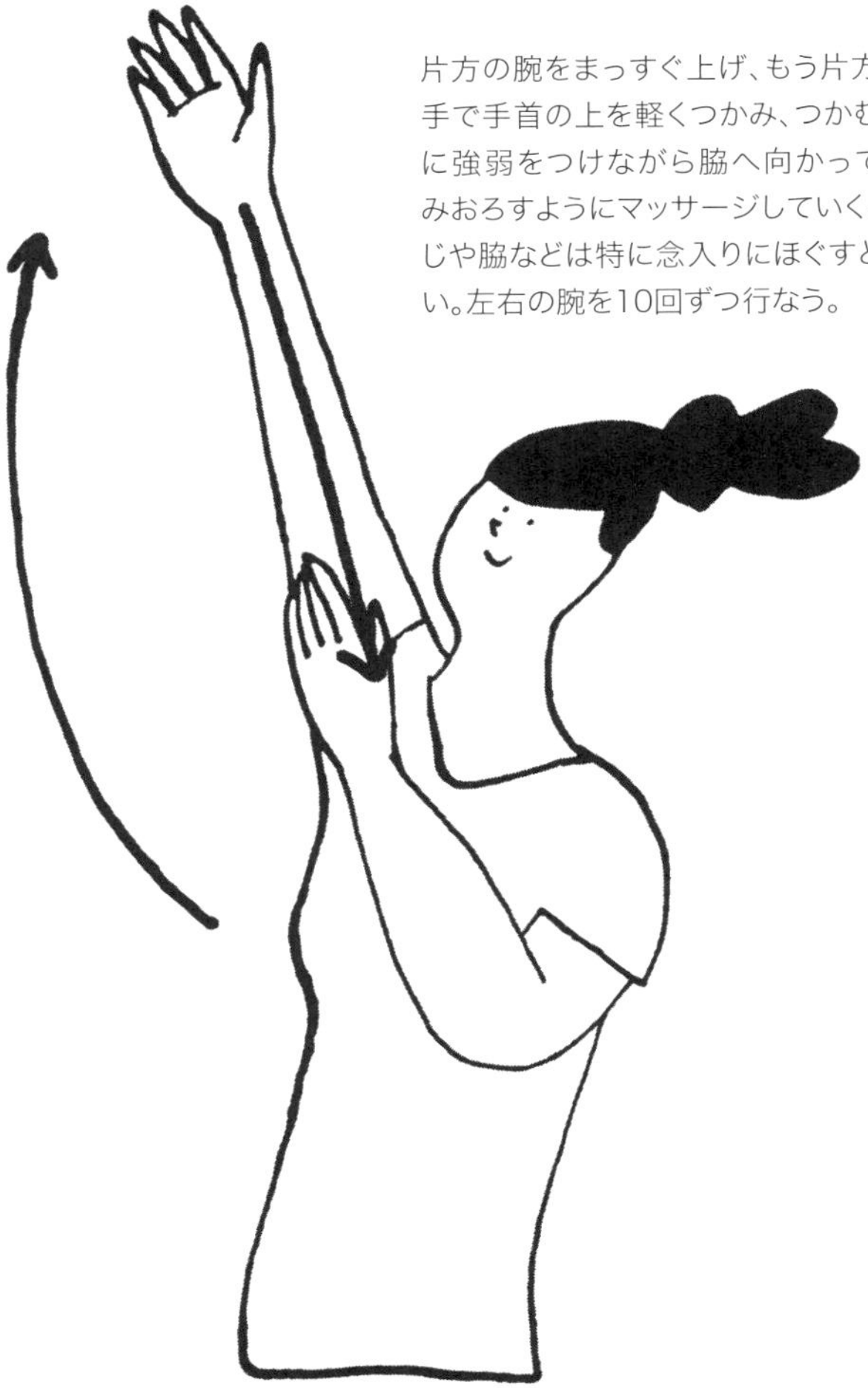

ウォーキングで代謝と筋力を上げれば体内水がめぐります

体内水をきちんとめぐらせるには、生活習慣の改善も重要です。水のめぐりを良くするためには体を動かすことも重要。運動をすると汗や吐く息からも水分を排出でき、体内水が循環します。ただし、これまで体を動かしていなかった人は、いきなり激しい運動をするのは危険。うまく汗をかけずに体温が上昇して、熱中症になってしまうことも。そこでおすすめなのがウォーキングです。朝夕の過ごしやすい時間帯に30分程度から始めます。少し汗ばむくらいのスピードで歩くといいでしょう。続けていると、発汗できる体になっていきます。1週間から10日くらいで体が慣れてきたら、徐々に歩幅を広くしたり、歩く時間を長くしたり、負荷のかかる運動に切りかえていくといいでしょう。余裕が出てきたらジョギングや軽いランニングをはさんでみても。

ウォーキング中は、リュックなどに入れて水を持ち歩き、こまめな水分補給を。汗にはナトリウムをはじめ、たくさんのミネラルが含まれているので、大量に発汗するとミネラル不足になりがち。硬度の高いミネラルウォーターやスポーツドリンク、手作り補水液（96ページ参照）などで、水と同時にミネラルも補給してください。

最初は少し汗ばむ程度のウォーキングから次第にきつい有酸素運動へ

おすすめは30分〜1時間

体を動かすのにおすすめなのはウォーキング。少し汗ばむくらいのスピードでスタート。いきなり激しい運動をするのは危険。日頃運動していない人は徐々に慣らしていくことが重要。

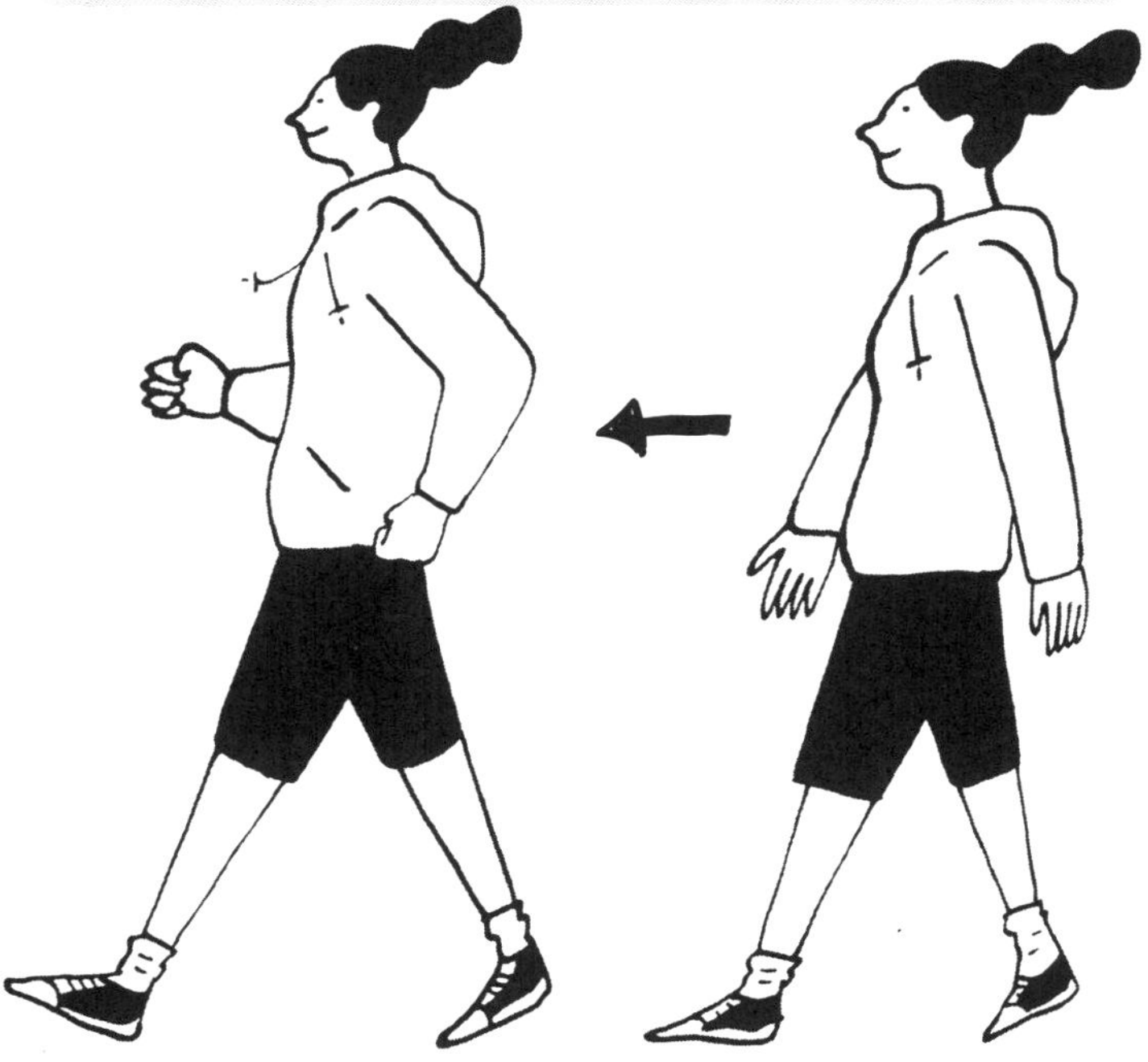

徐々にスピードを上げていき、汗ばむようなウォーキングにレベルアップ！調子が良ければゆるやかなランニングをとり入れてもOK。汗をかくことが目標。

運動に慣れていない人は、30分程度の軽いウォーキングからスタートするのが負担が少なく、おすすめ。歩幅を大きく、腕をしっかり振って歩くこと。

湯船に浸かって体をゆるめ、水のめぐる発汗体質になりたい

きちんと湯船に浸かることは、汗をかく絶好のチャンス。忙しいからとシャワーですませる人が多いのですが、ぬるめの湯船にゆっくり浸かってじわじわと汗をかくと、運動とは違った形で発汗の習慣が身につきます。入浴は、くつろぎながら発汗し体内水をめぐらせるだけでなく、体がゆるんで良質な睡眠がとれるメリットもあります。

お湯の温度はぬるめにすると、交感神経優位の仕事モードから、副交感神経優位のリラックスモードにスムーズに切りかわります。ぬるめの湯とはおよそ38～40度。日頃熱いお湯に入っている人は38度では物足りないかもしれませんが、このくらいの温度なら長湯ができてじっくり体の芯まで温まり、発汗につなげることができます。熱い湯は皮膚の表面だけが温まり、しっかりと発汗する前にのぼせてしまいます。湯温計などを利用して温度を確認してみてください。

入浴前にコップ1杯の水を飲むと、さらに発汗を促します。お風呂から上がって水が飲みたいと思ったら、さらに1杯！ ちなみに、湯上がりのビールはおいしいけれど、水分補給としてはＮＧです。

きちんと湯船に浸かるバスタイムで リラックスしつつ発汗習慣を身につける

おすすめは38〜40度の湯

1日の終わりにゆっくりと湯船に浸かるのは発汗の習慣を身につける絶好のチャンス。ぬるめの湯にゆっくり浸かってじわじわと汗をかくのは運動とはまた違う汗かき習慣が身につきます。

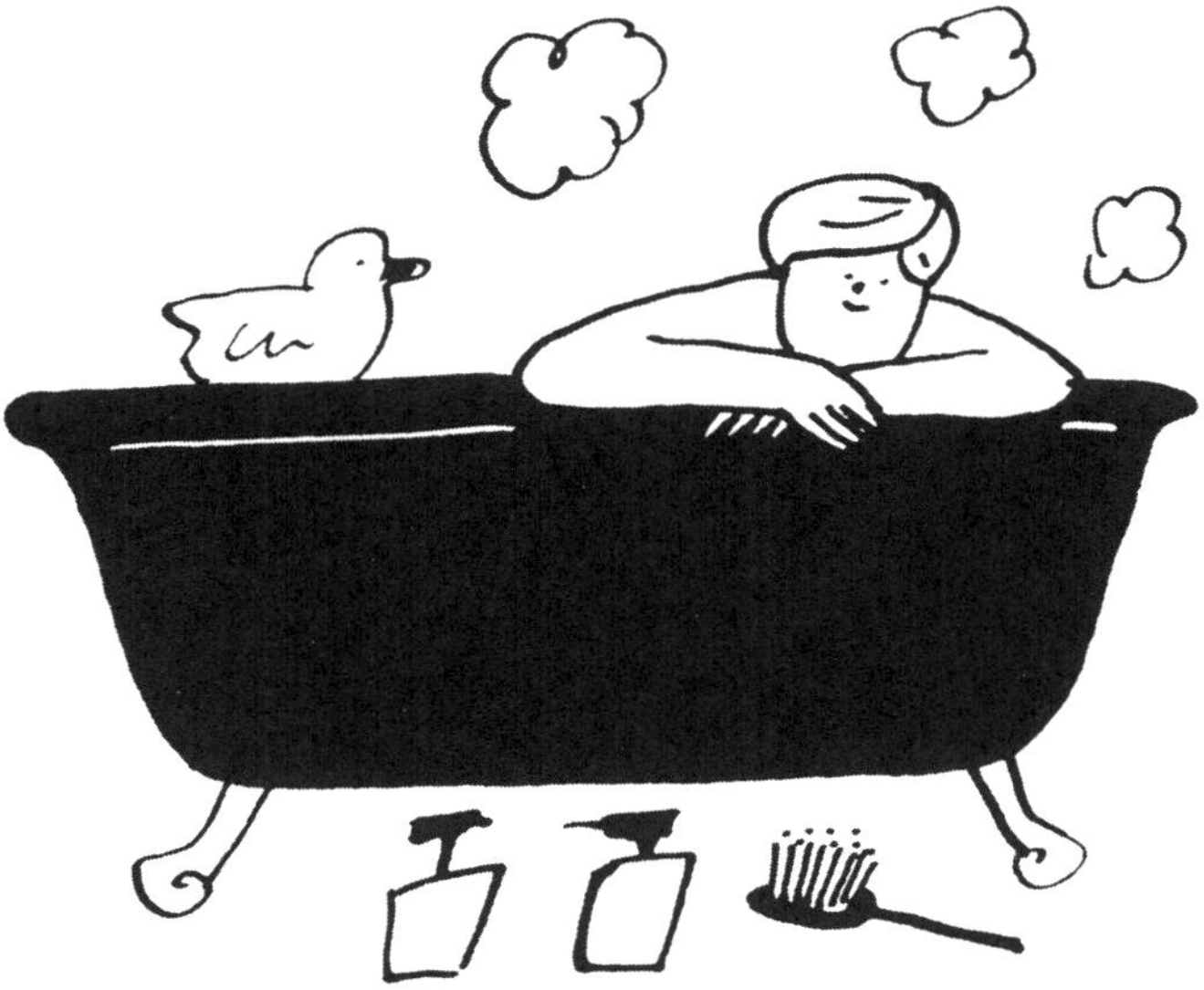

湯船に浸かることは、発汗を促すと同時にリラックス効果もあり、一石二鳥。38〜40度のぬるめのお湯は、交感神経優位の日常生活から、副交感神経優位のリラックスモードに切りかえてくれる効果もあり！

外気を感じて発汗や体温調節の機能を鍛えましょう

夏は1日中エアコン漬けという人が少なくありません。オフィスなどでは仕方がないのですが、エアコンで体を冷やし続けると、汗をかく汗腺が機能しなくなってきます。すると、体から水が排出されにくくなるだけでなく、体の芯まで冷えてしまい、冷え体質になってしまうことも。冷えると代謝が落ちるので、水を飲んでもうまく吸収されずに排出されてしまい、ますます体内水のバランスがくずれます。するとむくみが起こり、さまざまな不調があらわれます。汗腺の機能を失わないためにも、ときには風通しのいい場所で外気に触れましょう。その際は、直射日光を避け、体に熱のこもらないゆったりした服装がいいでしょう。

冬も油断できません。暖房のきいた室内にばかりいるのはNG。気温の変化、環境の変化に対応することで鍛えられる自律神経が衰えてしまいます。自律神経は水のめぐりと深く関わっているので、自律神経の活性化は水のめぐりの維持にもつながります。ただでさえ空気が乾燥している冬、暖房をつけている室内は外よりもさらにカラカラ。慢性脱水症に陥らないためにも、時には戸外の空気に触れて。

暑くてもエアコンばかりに頼らない 過ごしやすい時間帯は外気を感じて

季節によって快適な時間帯に

近所の散歩でも、休日のハイキングでもいい。外気に触れて、気温はもちろん、風や光を感じることは自律神経のバランスを整えてくれる。真夏の昼間や冬の早朝などは避け、快適な時間に。

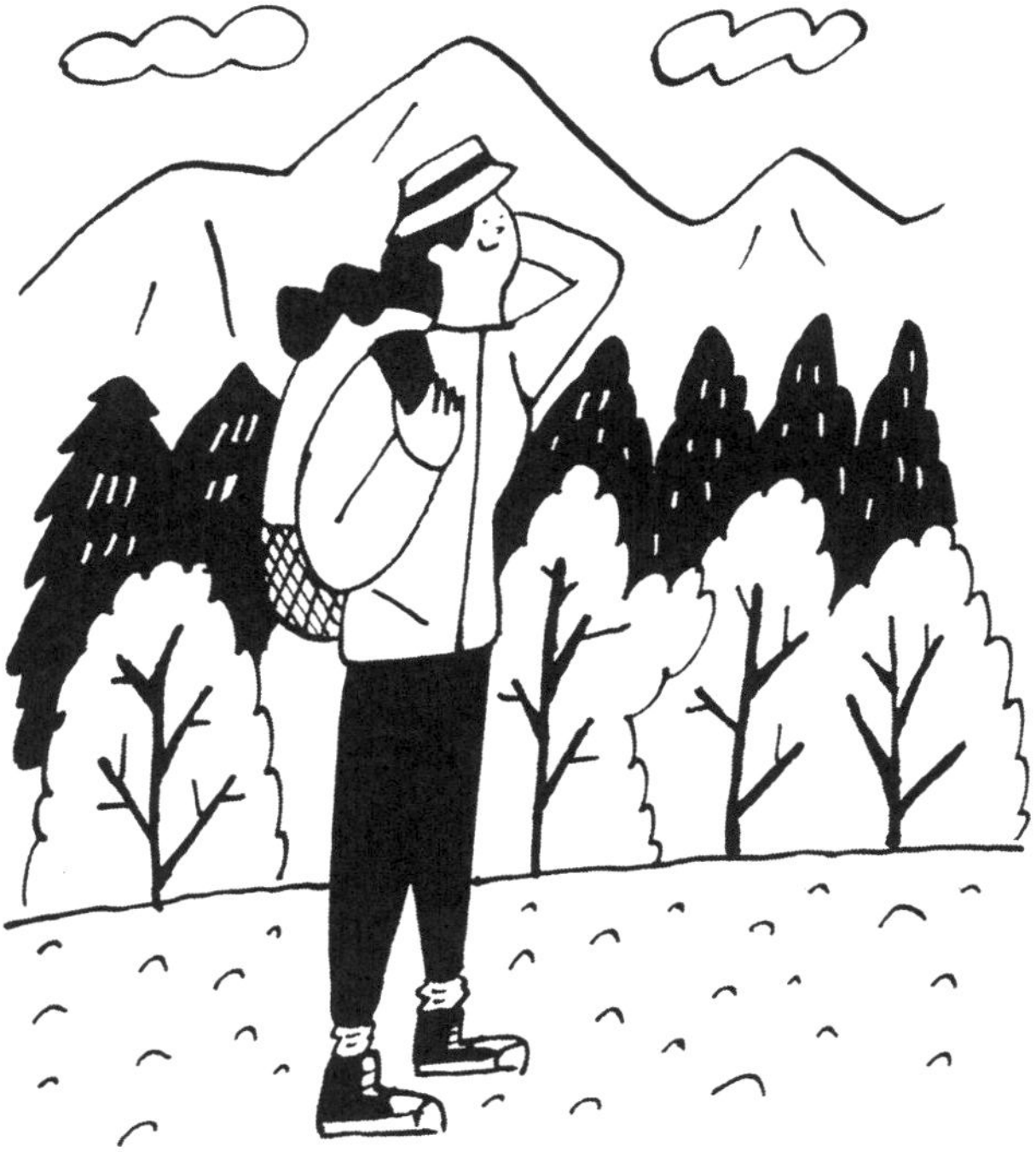

登山やキャンプなど、外で過ごすアウトドアスポーツも、発汗を促し、自律神経を整えてくれる。自然に触れて心身ともにリフレッシュ。

こまめに水を飲むためのアイテムをうまく活用しましょう

1日を通してちょこちょこ水を飲むためには、どんなときでも水を飲めるようにする工夫が大事です。外ではペットボトルの水を買うのが手軽ですが、コンビニや販売機がないことも。そんな場合は自宅から水を持っていくのもおすすめです。

最近では軽くて便利なウォーターボトルがいろいろ市販されています。マイボトルなら小さなペットボトルよりリーズナブルなのも魅力。雑貨店や100円ショップ、本格的なものなら登山用品店などにも置いてあるので、お気に入りのマイボトルを見つけて。プラスティック製だけでなく、アルミやステンレスの丈夫なタイプ、温度が保てる魔法びんタイプ、飲み終わったらコンパクトにたためるタイプなどいろいろあるので、生活に合わせて選びましょう。ただし、ボトルを清潔に保つことが大切です。毎回きちんと洗って乾燥させ、長時間常温で持ち歩くのは避けましょう。

外出中に水が飲みたくなったら、街の給水施設などを利用するのもひとつの方法です。手元に水がないから、面倒くさいからといった理由で水を飲む回数が少なくならないように、工夫することで脱水を防ぎましょう。

チビチビ飲みに役立つアイテム

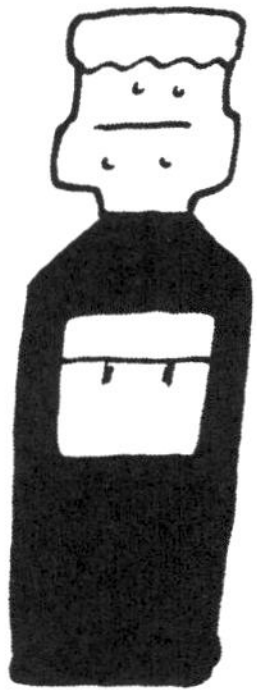

家庭用給水器。配達してくれる専用ボトルをセットするだけなので、水を買ってきたり、冷蔵庫から出し入れする手間が省ける。

ウォーターサーバー

いわゆる「魔法びん」。断熱性に優れ、温度を保ったまま温かい湯などを持ち運びたいときにぴったり。

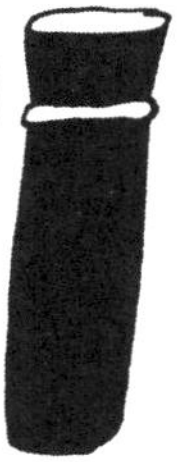

保温びん

最近流行りのマイボトル。オシャレなデザインが多く、人気を集めている水筒。外出時だけでなく、入浴時にも重宝。

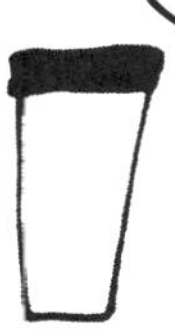

ウォーターボトル

ポリエチレン製の水用パック。飲み終わったらコンパクトに折りたためてかさばらないのが魅力。アウトドアスポーツにも。

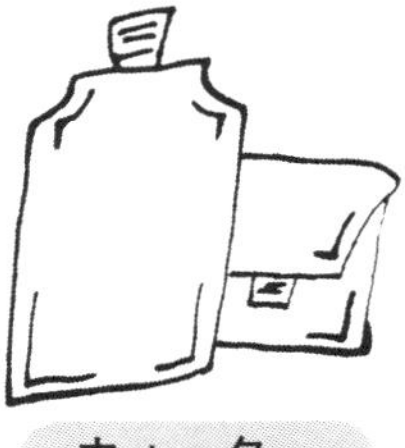

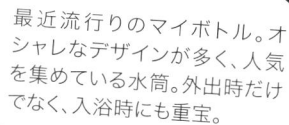

ウォーターパック

5章

全身のバランスを整えて水をめぐらせる東洋医学漢方薬とツボを知る

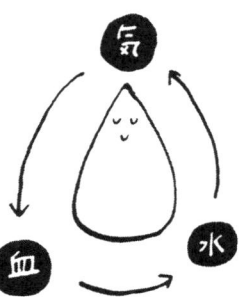

水のめぐりを良くする生活。
最後の章は漢方薬とツボ押しを紹介します。
いずれも、体全体のバランスを整え、
自然治癒力を引き出す東洋医学の治療。
なじみがない人もいるかもしれませんが、
自分の手で健康を守るためには
とても効果的な方法です。

水に満ちた体を作る東洋医学の知恵と対策

漢方薬とツボ押しを始める際に押さえておきたい
東洋医学ならではの考え方があります。
体を循環しているエネルギーをあらわす「気血水」。
そのエネルギーが通る「経絡」。
体質を知るためのものさし「虚実」。
これらを知れば、真の水のめぐりがわかります。
実際に日々の生活にとり入れて、
体の中から美しく、健康になりましょう。

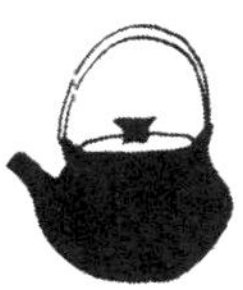

薬に頼らず、水をめぐらせる東洋医学

東洋医学の世界では、体を循環するエネルギーには「気」「血」「水」があるとし、「水」は体内水のことを指します。東洋医学の歴史は２０００年以上。当時から、人々は体内水の存在を認識していたのです。水が不足している状態は「津虚《しんきょ》」、滞っている状態は「水毒《すいどく》」と呼び、漢方薬やツボ刺激で整えて治療をしてきました。

東洋医学では、単に症状を抑えるのではなく、体がバランスをとり戻せば全身の状態は良くなると考えます。例えばむくみがひどいとき、体内水を排出するだけなら「利尿剤」を飲めばいいでしょう。しかし、それでは一時的にむくみがとれても、根本的な解決にはなりません。乱れている体内水のめぐりを整え、薬がなくても体内水を循環させる力をとり戻すことを大事にしています。そのため、全身を整える漢方薬やツボ刺激によって体内水のバランスを整える治療法も確立しています。

この章では、水に関わる東洋医学のノウハウを紹介します。とっつきにくいと感じるかもしれませんが、漢方薬は薬局やドラッグストアでも手に入ります。ツボ刺激は自分で押してみるだけでＯＫです。ぜひ水のめぐりに役立ててください。

まず「気」「血」「水」のことを知っておきたい

「気」「血」「水」は、東洋医学では体の状態を示す基本の3つのエネルギー概念です。「気」は目に見えないエネルギー、活力のこと。不足すると力が出ず、滞るとイライラしたりします。「血」は血液の状態。不足した状態を「血虚《けっきょ》」と言い、貧血になったり、髪や皮膚がパサパサしたりします。滞った状態を「瘀血《おけつ》」と言い、瘀血になると頭痛やのぼせ、手足の冷えなどがあらわれます。「水」は体内水全般のこと。不足すると慢性脱水症になり、滞った状態を「水毒」と言い、むくみをはじめさまざまな症状を引き起こします。

東洋医学では、今起こっている不調の原因が「気血水」のいずれにあるかを探り、治療の参考にします。実際には「問診《もんしん》」「望診《ぼうしん》」「聞診《ぶんしん》」「切診《せつしん》」を通して診断をします。

気も血も水も、それぞれがきちんと循環していることで、3つがバランスを保っています。ひとつでも偏るとバランスはくずれ、ほかの2つにも影響が及びます。体の機能は、すべてつながっていると考えるのが東洋医学の特徴です。つまり、水のめぐりを整えることは、「気血」にとっても良いことなのです。

気・血・水のバランス

3つのエネルギーのバランスがとれることで健康に。

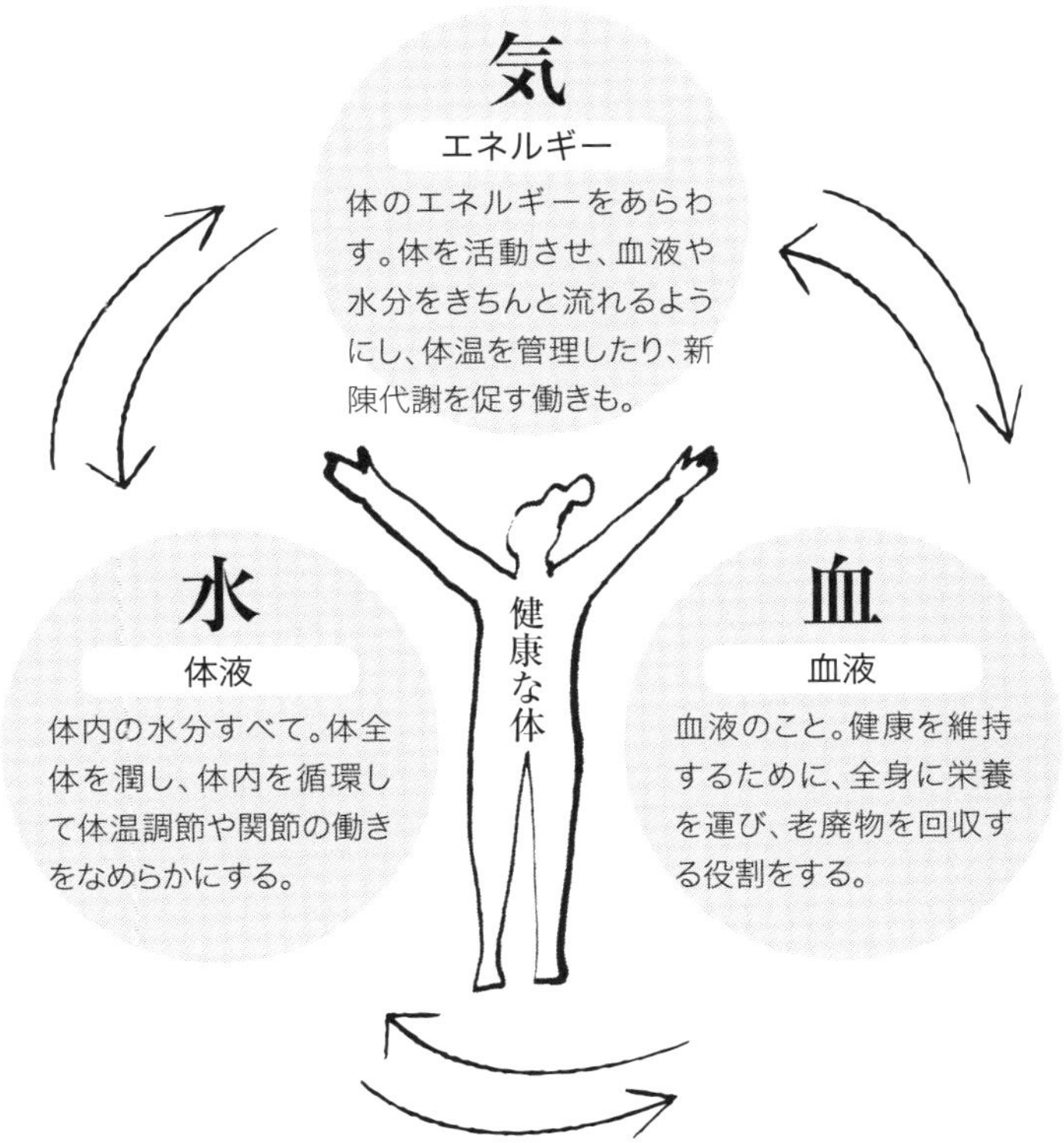
気
エネルギー
体のエネルギーをあらわす。体を活動させ、血液や水分をきちんと流れるようにし、体温を管理したり、新陳代謝を促す働きも。
水
体液
体内の水分すべて。体全体を潤し、体内を循環して体温調節や関節の働きをなめらかにする。
健康な体
血
血液
血液のこと。健康を維持するために、全身に栄養を運び、老廃物を回収する役割をする。

体のパワーを示す「虚」「実」でわかる体の状態

東洋医学では、症状だけではなくその人の体質も考慮して治療します。体質を把握する東洋医学ならではのものさしがあります。それが、「虚実《きょじつ》」。簡単に言うとその人のパワーの程度をあらわすもので、「虚」は体力や気力、免疫力などが弱い状態。「実」はその反対で強い状態をあらわします。どちらかにはっきり分けられるわけではなく、虚と実の間「中間」もあります。この3つに、状態をあらわす「証」という字をつけて「虚証」「実証」「中間証」と分類されるのです。漢方薬を選ぶときは、まず自分の体質がどれに当てはまるかを見極めます。難しいことではありません。左ページのチェックリストで自分でも調べることができます。

実と虚、どちらが良いというわけではありません。一見パワーがある「実」のほうが健康そうに感じられますが、パワーがあり過ぎるのも問題で、のぼせ、高血圧、便秘などになりやすかったりします。なにごとも、バランスのとれた状態が理想ということです。虚証か実証かは一生変わらないわけではなく、加齢や環境、生活習慣、食事などによっても変化します。漢方薬でバランスを整えることもできます。

3つのタイプに分けられる

自分がどのタイプか、下段の項目にチェックを入れてみましょう。

「虚証」	「実証」
□ 線が細くてなよなよしている	□ 骨太で筋肉質、がっしりしている
□ 顔が青白く、肌は乾燥ぎみ	□ 血色が良く、肌もつやがある
□ 声が小さい、か細い	□ 声が大きくよく響く
□ すぐに疲れてしまう	□ 活動しても疲れにくい
□ 食欲がなく、お腹を壊しがち	□ 食欲旺盛で胃腸も丈夫
□ 動作が緩慢だ	□ 便秘がちでお腹が張り、便も硬め
□ どちらかというと寒がり	□ 動作が機敏で元気がいい
□ 歩幅が狭く力なく歩く	□ どちらかというと暑がり
□ 首が細くなで肩	□ 歩幅が広く力強く歩く
	□ 首が太く、いかり肩

チェックした数が多いほうのタイプに当てはまります。どちらともいえなかったり、チェックの数が同じくらいなら「中間証」です。

自然治癒力を引き出してくれる漢方薬

体の不調を根本から治したいときに漢方薬がおすすめなのは、まず、たくさんの薬を飲まなくていいこと。現代医学では症状それぞれに対症療法としての薬が処方されます。例えば便秘と頭痛があれば、便秘薬と頭痛薬を飲みます。一方東洋医学では、水のめぐりを正常にするために必要な漢方薬が1種類処方されます。それで総合的なバランスを整え、複数の症状を同時に改善するのです。

また漢方薬には急激な副作用が少ないのも特徴です。現代医学の薬には、飲むと眠くなったり胃が荒れるものも多く、長期間飲むことで弊害が出るものも。また、精神安定剤や睡眠剤は依存性も心配ですが、漢方薬には依存性はありません。そういう意味で、安心して服用できます。

飲むとピタリと症状がおさまるような強力な効き方は、体が本来持っている自然治癒力を発揮できなくしてしまいます。漢方薬は体全体のバランスを整えて、根本的な回復を促すのです。ただし合わなければ改善されないこともあるので、自己判断で次々に試すのではなく、漢方に理解のある医師や薬剤師に相談するといいでしょう。

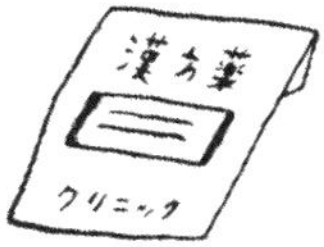

●「虚証の人」に

色白でひょろっとした、か弱い見た目で、胃腸が弱い、疲れやすいといった悩みが多い。生命力を高めるような生薬を配合した漢方薬が適しています。

真武湯《しんぶとう》……体内水の滞り、水毒を改善する漢方薬です。体内の水のめぐりを促進するので、めまいや立ちくらみ、冷え性、下痢といった水毒の症状全般に効果的です。

呉茱萸湯《ごしゅゆとう》……偏頭痛を緩和する代表的な漢方薬。体を温めて、頭痛の原因となっている冷えをとり除きます。特に吐き気や嘔吐をともなう頭痛に適しています。

苓桂朮甘湯《りょうけいじゅつかんとう》……水毒によって、体内水はもちろん気血も含めて上半身にエネルギーがめぐっていない状態を改善。立ちくらみ、頭痛、胃もたれ、動悸などの症状がある人へ。

八味地黄丸《はちみじおうがん》……体内の水を処理している腎臓の働きを良くします。特に尿漏れ、頻尿、残尿感といった尿トラブルに効き目を発揮。加齢による身体機能の衰えにも。

当帰芍薬散《とうきしゃくやくさん》……女性特有の生理にまつわる悩みにアプローチ。血のめぐりを良くすることで生理不順や生理痛を改善。生理中のむくみによる冷えにも。

清暑益気湯《せいしょえっきとう》……夏バテに効く漢方薬。弱った胃腸の回復を助け、食欲不振や下痢、倦怠感などを改善します。暑さでバランスがくずれがちな体内水のめぐりにも役立ちます。

牛車腎気丸《ごしゃじんきがん》……体力の低下による、下半身の冷え、むくみが原因のしびれや関節痛などに効果があります。腎臓の不調にも役立ちます。高齢の人に特に効果的。

温経湯《うんけいとう》……ひどく虚弱な人の下腹部の冷えや手足のほてりなどを改善。本来は血の漢方薬ですが、女性ならではの不調に良いので水の漢方と併用すると効果が上がることも。

防已黄耆湯《ぼういおうぎとう》……体力はないのにぽっちゃりしていて疲れやすく汗をかきやすい、尿が出にくいなどの悩みに。ひざの関節に水がたまるなどのトラブルにも。

●「中間証の人」に

虚と実の中間にあたるタイプ。中肉中背で、一見バランスがとれているようですが、虚と実の両方偏りを持ち合わせている場合も。体質を問わない漢方薬が向いています。

五苓散《ごれいさん》……体内水のめぐりを高めて、たまってしまった余分な体内水を排出する作用があります。めまいやだるさ、頭痛など、むくみによるさまざまな不調に効果的。

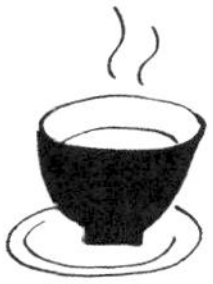

猪苓湯《ちょれいとう》……腎臓の働きを活性化して、体内にたまった毒素や老廃物を尿から排出させる働きがあります。下痢、肌の乾燥、尿トラブル、下腹部の張りなどがある人へ。

加味逍遙散《かみしょうようさん》……本来は気、血に効果がある漢方薬ですが、女性の不調に効果があり、自律神経のトラブルが併発しているとき、水に効く漢方と併用されることも。

●「実証の人」に

がっしりとした体格で、パワフル。声が大きく食欲旺盛です。疲れを感じにくいため、休養を忘れて突然体調をくずすことも。高血圧ぎみで、便秘になりやすいのも特徴です。

越婢加朮湯《えっぴかじゅつとう》……口の渇きや汗っかきなど水にまつわる症状に。特に筋肉や関節周りがむくむことによって起こる症状、手足の痛みやしびれ、腫れなどを緩和します。

防風通聖散《ぼうふうつうしょうさん》……体内水の循環を促して便通を助けるので、典型的な実証で便秘がちな人に向いています。肥満や肌荒れ、のぼせ、耳鳴りなどにも効果的。

木防已湯《もくぼういとう》……滞った体内水を発散してバランスを整えます。ぜんそくや咳、口の渇き、イライラなどによく用いられます。みぞおちがつかえるような症状がある人に。

水のめぐりに関わるツボを刺激してみましょう

体の中に水をめぐらせる方法をさまざまな角度から、くまなくお伝えしてきました。最後はツボ押しです。いつでもどこでもできるのがツボ押しのメリット。ぜひバスタイムや就寝前、家事の合間、仕事の休憩時間などに実践してください。

体は「気・血・水」という3つのエネルギーが調和をとっていますが、そのエネルギーの循環するネットワークが「経絡」（134ページ参照）。経絡上にそれぞれ特徴をもったポイントがあります、これが経穴＝ツボです。ツボは経絡の交差点のようなもので、めぐりの合流点、分岐点でもあり、それだけに滞りやすい場所でもあります。外からの刺激によって流れをとり戻そうというのがツボ押しです。

ツボはさまざまな組織と深くつながっていて、刺激することでその組織の働きを活性化することができます。押す場所と効く組織は同じではなく、足の裏のツボを刺激することで、腸が動き出すということもあります。また、ひとつのツボが複数の場所に効くことや全身に影響することもあります。ここでは、主に水のめぐりによる不調を改善するツボを紹介します。親指の腹で、痛気持ちいい程度に押してみてください。

足のツボ

水のめぐりに重要な足の代表的なツボを紹介します。
下半身に滞りがちな体内水をめぐらせる重要なポイント。

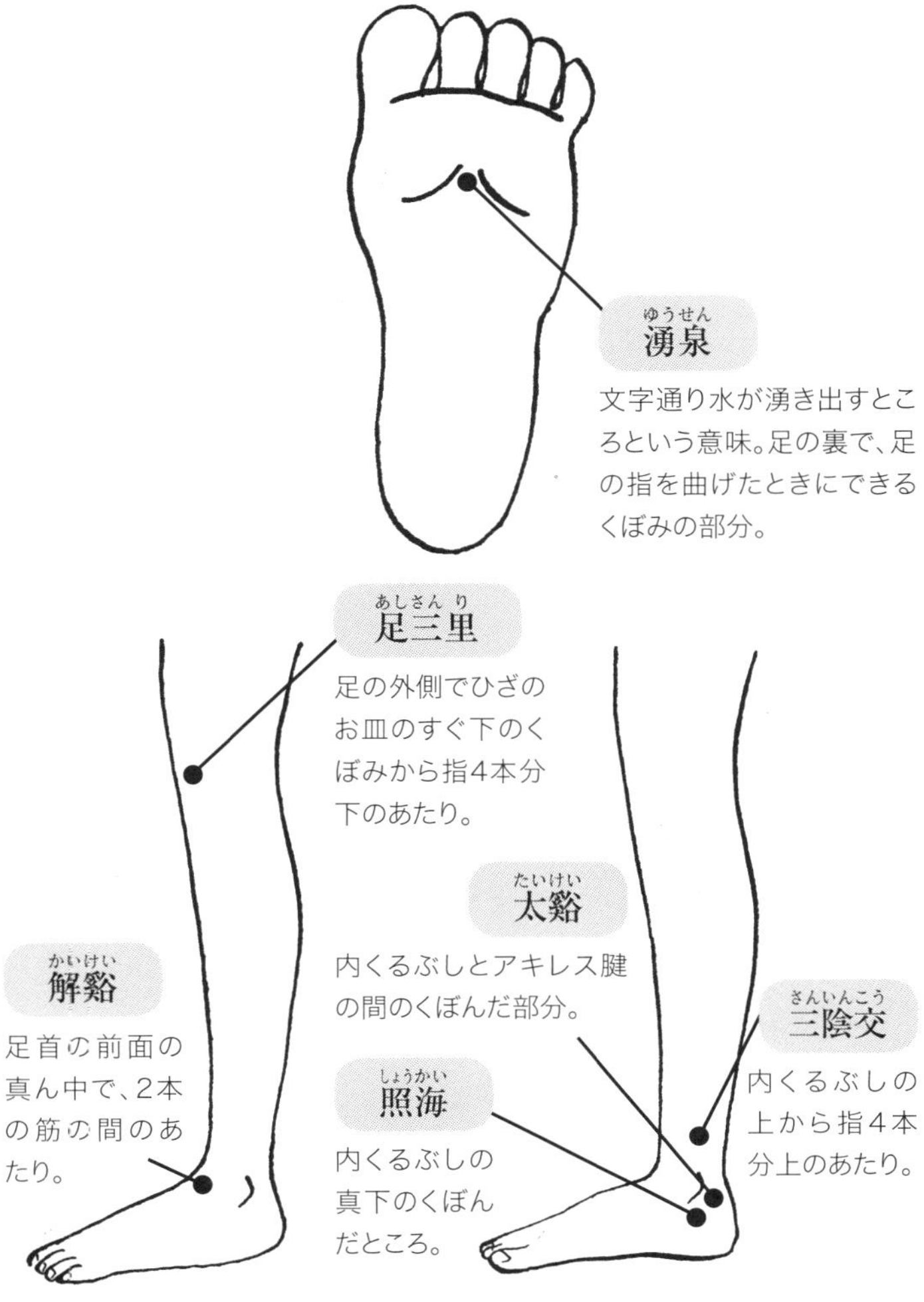
湧泉《ゆうせん》
文字通り水が湧き出すところという意味。足の裏で、足の指を曲げたときにできるくぼみの部分。
足三里《あしさんり》
足の外側でひざのお皿のすぐ下のくぼみから指4本分下のあたり。
太谿《たいけい》
内くるぶしとアキレス腱の間のくぼんだ部分。
解谿《かいけい》
足首の前面の真ん中で、2本の筋の間のあたり。
三陰交《さんいんこう》
内くるぶしの上から指4本分上のあたり。
照海《しょうかい》
内くるぶしの真下のくぼんだところ。

（体のツボ）

体の中心にある、水に深い関わりのあるツボ。
お腹側の水分と背中の腎兪は水めぐりの要。

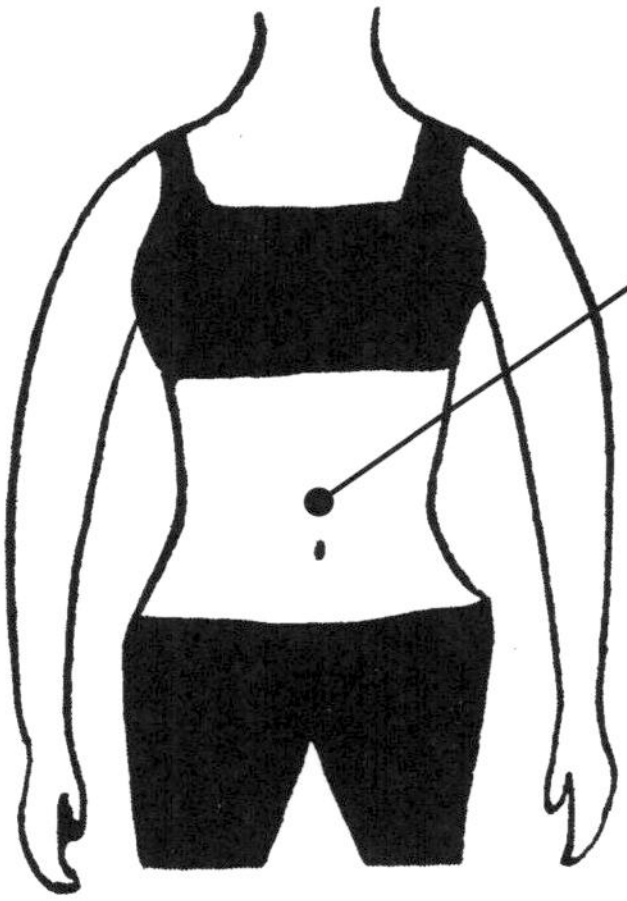

水分《すいぶん》

文字通り水を分けるという意味で水の流れを整える。おへそのすぐ上、指1本分程度のところ。

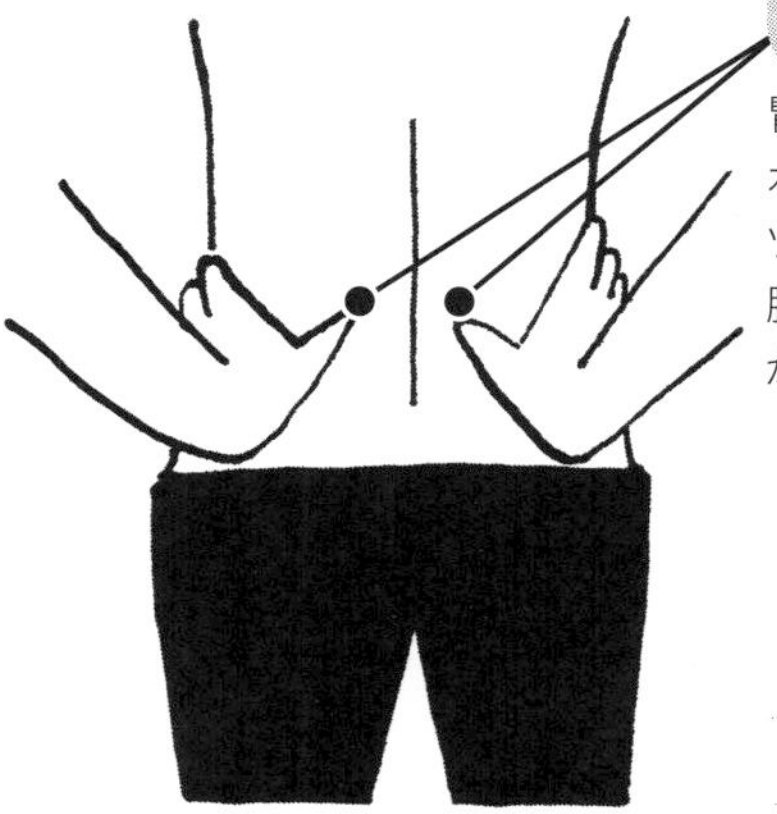

腎兪《じんゆ》

腎臓の働きを整え、水の循環を良くするツボ。へその真裏で、腰に手を当てて親指が届くところ。

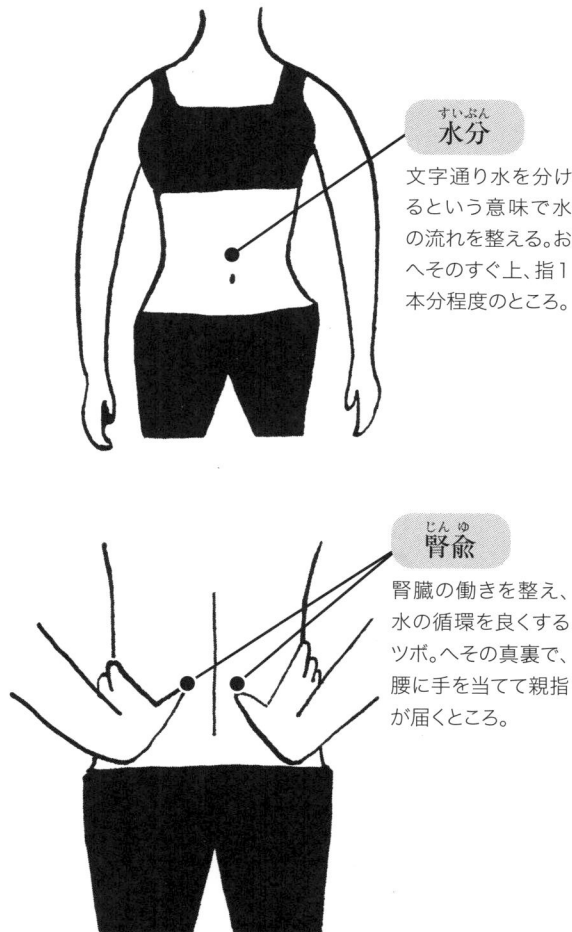

手と腕のツボ

水のめぐりを整える手と腕のツボ。
左右のツボを交互に押して刺激するのがポイント。

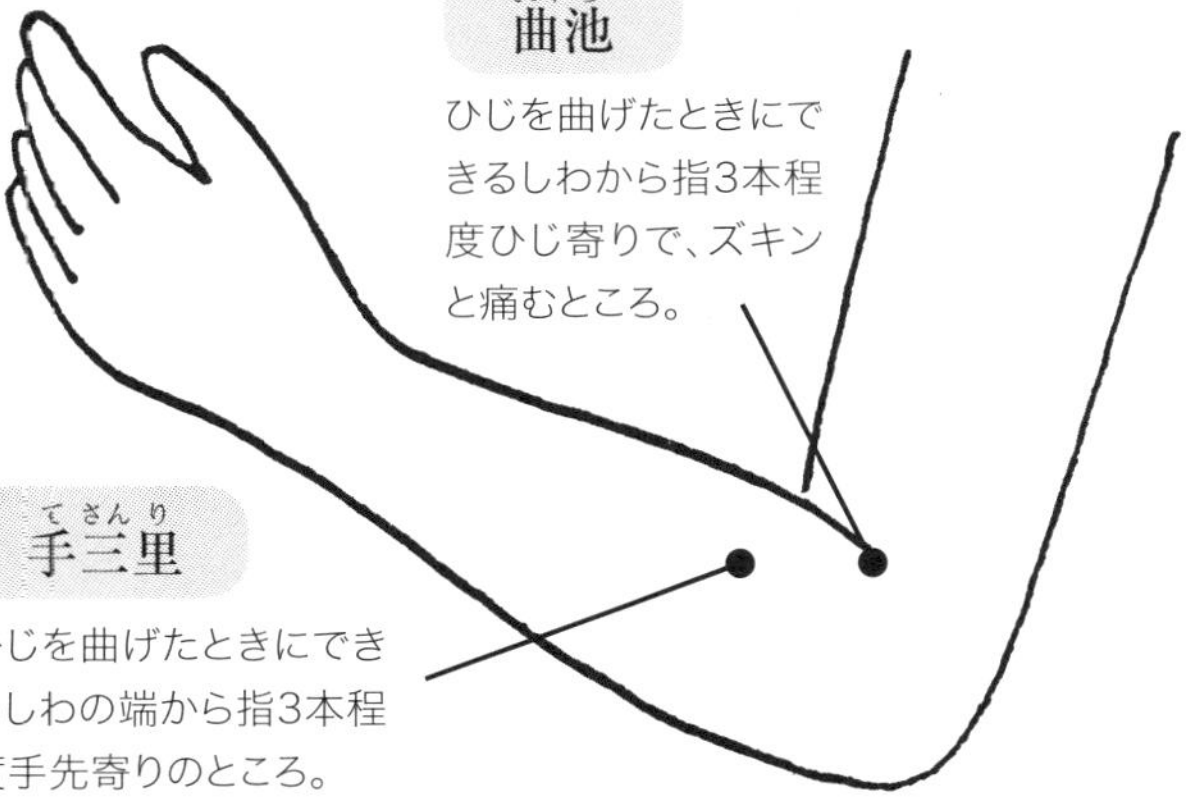

曲池《きょくち》

ひじを曲げたときにできるしわから指3本程度ひじ寄りで、ズキンと痛むところ。

手三里《てさんり》

ひじを曲げたときにできるしわの端から指3本程度手先寄りのところ。

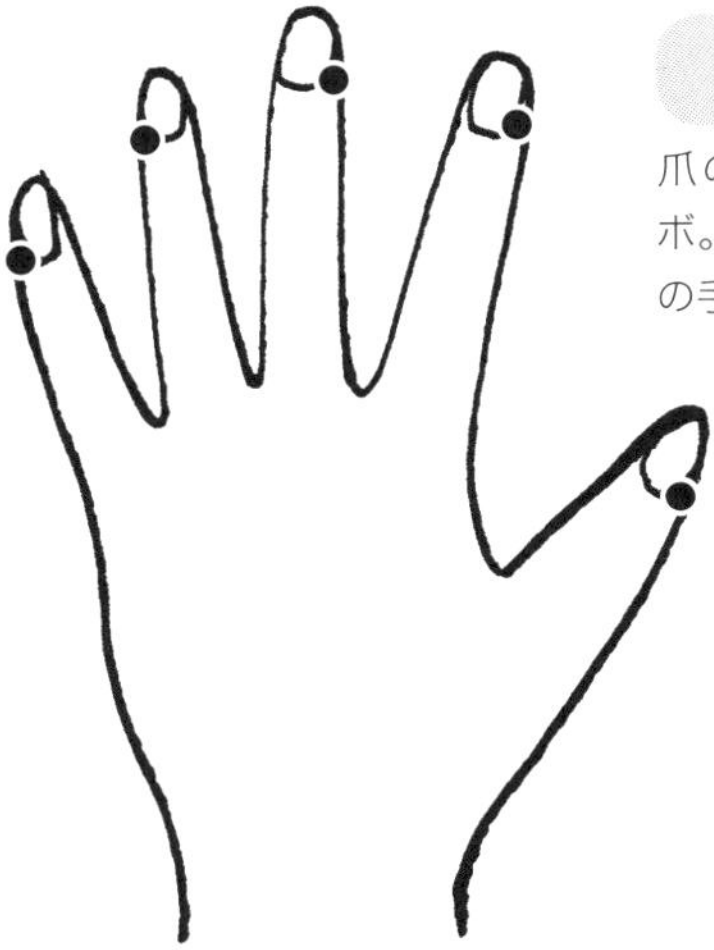

井穴《せいけつ》

爪の生え際にあるツボ。●印の部分。左右の手に対称にある。

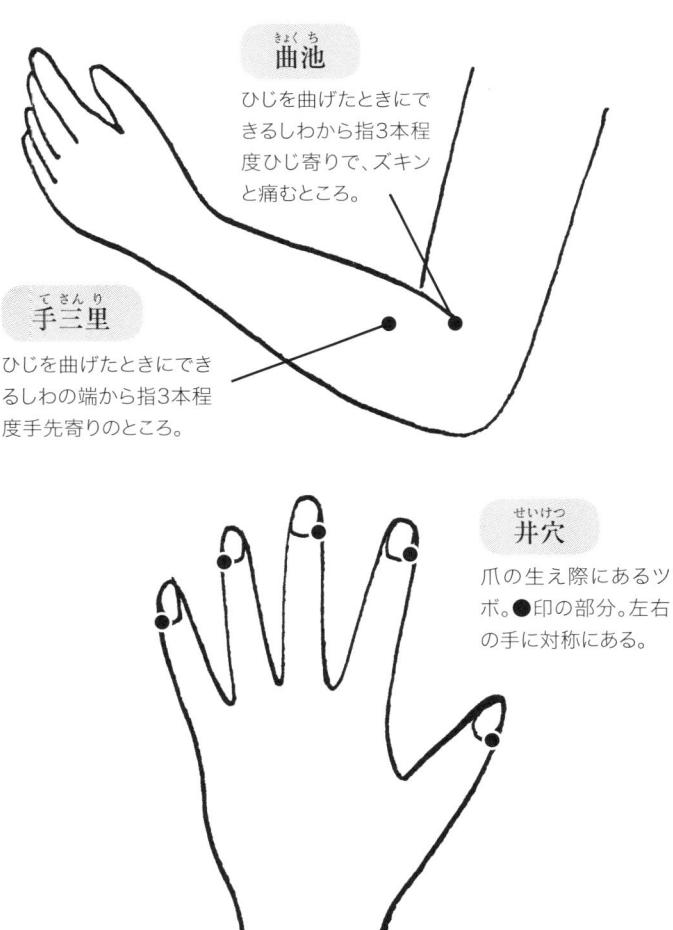

あとがき

医学はめざましい進歩を続けています。でも、それは主にがんや心筋梗塞など、命に関わる重病や難病の治療技術でした。近年ではiPS細胞をはじめとする再生医療が新たな技術革新の扉を開こうとしています。もちろん、これはすばらしいことです。がんが治れば夢のような話です。

しかし、その一方で、めまい、頭痛、冷え性、耳鳴りといった、いわゆる不定愁訴を医学は克服できているでしょうか。この領域に関する治療技術は、実は、まったく未開拓と言っても過言ではありません。つまり、現代医学は、がんは治せてもめまいは治せないのです。これが現実です。

検査で異常がない、医者からは「大丈夫」と言われる、でも、つらい症状に悩まされている。こうした人々の数は、致死的な疾患にかかった人よりも実は圧倒的に多数です。これらの人々は行き場を失い、挙句、医学的に根拠のない高価なサプリメントや怪しげなセラピーに救いを求めてしまうということさえあります。

ところで、めまいなどの不定愁訴が、単なる不定愁訴にとどまらず、未病としての側面もあることをご存じでしょうか。未病とは、病気が病気として完成する前の状態です。がんや心筋梗塞であっても、でき上がる過程では不定愁訴としてしか認識されません。私たちは、そのことに気づいておらず、大病に至るまでをみすみす見過ごしてしまっているのです。

これらの問題は、不定愁訴の段階で、体内水をはじめとする、心身のちょっとしたバランスの乱れを正すことで、解決することができます。高価なサプリメントは必要ありません。がんや心筋梗塞といった恐ろしい病気さえ、未然の段階で予防することができるのです。本書の目的は、まさにこの点を知っていただくことにあります。

正しく水を飲み、めぐらせ、排出してください。そうすることで、ぜひ安価に、賢く、楽に健康を維持してください。現代医学で手も足も出ない不定愁訴を、自らの手で克服しようではありませんか。この本が一助となれば、著者としてこれ以上の幸せはありません。最後に、本書を世に出すきっかけをくださった宝島社の橋詰久史氏、編集などにご尽力いただいた韮澤恵理氏、吉田真緒氏に深謝申し上げます。

森下克也

森下克也（もりした・かつや）
1962年、高知県生まれ。医学博士、もりしたクリニック院長。久留米大学医学部卒業後、浜松医科大学心療内科にて永田勝太郎博士に師事し、漢方と心療内科について研究。浜松赤十字病院、法務省矯正局、豊橋光生会病院心療内科部長を経て現職。心療内科医として全国からの患者さんに対応。特に、不定愁訴、自律神経失調症、うつ、睡眠障害、パニック障害などの患者さんに対し、根本原因を探し、西洋医学、東洋医学の両面からきめ細かな対応を行なっている。著書に『「うつ」は漢方でなおす』（PHP研究所）、『「月曜日の朝がつらい」と思ったら読む本』（中経出版）、『お酒や薬に頼らない「必ず眠れる」技術』（角川SSC新書）、『医師が教える 不調を治す水の飲み方・選び方』（KADOKAWA）など多数。

著者エージェント：アップルシード・エージェンシー

もりしたクリニック
東京都品川区荏原3-7-5 和田ビル2階
電話03-5750-2832（診療は予約制）

不調が消えるたったひとつの水飲み習慣
2018年2月7日 第1刷発行
2021年3月23日 第2刷発行

著者　森下克也

発行人　蓮見清一
発行所　株式会社宝島社
〒102-8388　東京都千代田区一番町25番地
電話（編集）03-3239-0928
（営業）03-3234-4621
https://tkj.jp

印刷・製本　中央精版印刷株式会社

ISBN　978-4-8002-7987-3